EXPOSÉ FIDÈLE

DE

PETITES VÉROLES

SURVENUES

APRÈS LA VACCINATION.

De l'Imprimerie de RENAUDIERE, Marché-Neuf, no. 48.

EXPOSÉ FIDÈLE

DE

PETITES VÉROLES

SURVENUES APRÈS LA VACCINATION;

SUIVI

D'OBSERVATIONS PRATIQUES

Sur la Petite Vérole naturelle, sur la Petite Vérole
artificielle et sur la Vaccine;

PAR RENÉ-GEORGES GASTELLIER,

Maître ès Arts et en Chirurgie, Docteur en Médecine, Licencié
ès Lois, ex-Législateur;

Associé résidant de plusieurs Sociétés savantes de Paris; corres-
pondant des Sociétés savantes de Montpellier, de Lyon,
de Marseille, de Dijon, de Rouen, d'Orléans, de Tours,
d'Évreux, de la Société philosophique de Philadelphie, etc.;

Pensionnaire du Roi, Chevalier de l'Ordre de St.-Michel.

Veritatem dies aperit.
SENEC. de irâ.

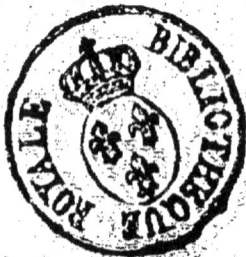

À PARIS,

CHEZ CROULLEBOIS, Libraire, rue des Mathurins, nᵒ. 17;
Et chez l'AUTEUR, rue du Four-St.-Germain, nᵒ. 17.

1819.

EXPOSÉ FIDÈLE

DE

PETITES VÉROLES

SURVENUES APRÈS LA VACCINE.

SOMMAIRE.

La vaccine ne peut plus être aujourd'hui un objet de dispute parmi les personnes éclairées et de bonne foi ; elle s'accrédite de plus en plus en France, et les familles les plus distinguées la font pratiquer avec succès sur leurs enfans. Mais, malgré le crédit que cette pratique salutaire a obtenu parmi nous, depuis quelques années, la petite vérole s'immole encore tous les jours un très-grand nombre de victimes. Personne n'ignore combien les épidémies varioliques font de ravages, tous les ans, et particulièrement à Paris, où l'on voyait, l'année dernière, les rues jonchées d'enfans varioleux qui distribuaient partout la semence variolique.

S'il est démontré que la vaccine garantit de la petite vérole, le bien public doit en exiger impérieusement la pratique : il faudrait même une loi qui obligeât les pères de famille à faire vacciner leurs enfans, ou à les séquestrer de la société quand ils sont frappés de l'infection variolique. A *Sparte*, où les enfans étaient réputés les enfans de l'état, cette loi eût été sans doute portée, mais nos mœurs sont aussi différentes de celles de *Lacédémone*, que le siècle de *Lycurgue* est loin du nôtre.

Une chose remarquable, qui cependant n'a rien d'étonnant, c'est que dans l'un des siècles les plus éclairés, c'est que dans la capitale, centre des lumières, le peuple (1) veuille croupir dans l'ignorance la plus crasse, et que son opiniâtre aveuglement soit tel qu'il se refuse constamment à recevoir les bienfaits salutaires de la vaccine. Il est donc de la plus haute importance d'éclairer les hommes, sans les tromper, sur leurs vrais intérêts ; de s'occuper de la recherche des moyens les plus convenables au perfectionnement de la vaccination, de familiariser avec cette excellente méthode la classe des citoyens chez lesquels les préjugés sont les plus enracinés, de ne leur présenter que des vérités pratiques propres à

----

(1) Je comprends par ce mot *peuple* les individus de toutes les classes.

les instruire et à les convaincre des puissans motifs qu'ils ont pour adopter la vaccine. La voie de l'expérience et de l'observation est la seule qui puisse procurer cet heureux résultat. Ce n'est jamais par des voies obliques qu'on peut se flatter d'atteindre aucun but utile à l'espèce humaine, et encore moins celui-ci.

Informé de toutes parts qu'il circule dans le monde médecin, comme dans le monde qui ne l'est pas (*profanum vulgus*), de faux bruits, des variantes à l'infini sur des petites véroles survenues après la vaccination, sur les conséquences qu'on s'efforce d'en déduire; convaincu de reste que l'on me fait tenir un langage que je n'aurais pu tenir sans trahir les intérêts de la science, et que l'on observe le silence le plus profond sur les choses essentielles que j'ai dites, je me trouve dans des circonstances impérieuses qui me forcent aujourd'hui à faire connaître l'exacte vérité par l'exposé d'un fait qui m'est personnel, par l'exposé de plusieurs autres dont j'ai pris une connaissance particulière, et qui viennent à l'appui du mien. Dès-lors j'ose me flatter de pouvoir fixer les idées de tous (mes adversaires exceptés) sur ce point de controverse, qui ne devrait pas en être un, puisqu'il ne s'agit que de faits bien constatés et non d'opinions.

Je ne me propose pas de répondre à toutes les attaques qui me sont faites; ce serait une tâche au-

1 *

dessus de mes forces et au-dessous de la dignité du médecin. Je ne m'occupe que de mon objet principal; j'emploie tous mes efforts pour détruire ceux qui ont été mis en usage dans la maligne intention de l'altérer.

Si la satyre, l'injure, le mensonge même n'étaient pas aujourd'hui le style familier de la critique, elle serait (la critique) plus honorable aux uns, plus profitable aux autres, et essentiellement utile à tous. On ne craindrait plus de s'avilir en y répondant; on ne serait occupé qu'à s'éclairer mutuellement avec des sentimens d'estime réciproque; la vérité serait connue, et personne ne serait blessé. Mais malheureusement les choses ne se passent point ainsi; de petites passions s'y opposent : puis il semble que l'esprit de sagesse et l'esprit de critique soient des élémens hétérogènes qui s'allient difficilement et rarement ensemble.

Au surplus, habitué depuis long-temps aux intempéries morales de certains médecins, comme je le suis aux intempéries physiques de certaines saisons, je puis assurer qu'elles n'ont aucune influence sur moi, que les unes et les autres ne m'ont jamais affecté au point de me faire dévier de la ligne droite qui me dirige, qui me conduit constamment au but que j'ai voulu atteindre, celui de dire la vérité, avec laquelle je ne sais point capituler. Jeune comme vieux, l'amour de la vérité m'a toujours élevé au-dessus de toute espèce de considérations personnelles ; aucune ne m'empêchera de la dire, bien que je n'aie point oublié ce vieil apophtegme de *Térence : Veritas odium parit;* bien que je sache aussi que *l'amour-propre offensé ne pardonne jamais.*

Que m'importent à moi ces passions haineuses; elles ne peuvent que m'honorer par la pureté des motifs qui me les attire. D'ailleurs, j'en serai bien dédommagé par l'estime des gens de bien : je ne l'obtiendrais que d'un seul, cela me suffirait : *Sufficit mihi unus plato.* L'on ne doit pas sans doute dédaigner l'approbation des autres , mais il est bon aussi de savoir s'en passer ; on est plus riche de l'estime de soi-même que des louanges de toute la terre : c'est dans son propre cœur que l'homme de bien trouve sa récompense. Enfin, je termine cette introduction en disant au lecteur que quelque chose que l'on fasse, quelque chose que l'on puisse dire , quelques captieux que puissent être les argumens qu'on emploie, la vérité triomphe toujours tôt ou tard ; en un mot, les autorités les plus respectables ne peuvent détruire l'existence d'un fait , elles ne peuvent empêcher que ce fait n'ait existé et ne soit réellement un fait incontestable ; et c'est ce que je vais démontrer de manière à mettre tous les lecteurs à même de déduire de cette démonstration les conséquences qui doivent nécessairement en découler dans les intérêts de la science et de l'humanité.

Cet opuscule est composé de quatre parties : la première est un exposé, ainsi que son titre l'annonce, de plusieurs petites véroles survenues plus ou moins long-temps après la vaccination ; la deuxième contient des observations pratiques sur la petite vérole naturelle et sur la petite vérole artificielle ; la troisième présente un certain nombre de propositions qui tendent toutes au perfectionnement, à l'amélioration de la vaccine ; la quatrième partie, sous le titre d'appendice, est un supplément des trois autres, auxquelles elle se rattache en forme de notes. Pour ne point distraire l'attention du lecteur par des interruptions continuelles que lui causerait le renvoi des notes placées soit à la marge, soit à la fin de l'ouvrage, j'ai cru devoir intervertir l'ordre reçu jusqu'à ce jour, et en présenter un nouveau qui m'a semblé offrir plus d'avantage : c'est ce que le lecteur jugera par lui-même.

PRÉCIS HISTORIQUE

D'une Petite Vérole survenue à un jeune homme de quinze ans qui avait été vacciné deux mois après sa naissance, lu à la société de l'École de la Faculté de Médecine de Paris, dans sa séance du 19 novembre 1818.

MESSIEURS,

Dans la dernière séance de la société (tenue le 5 de ce mois), j'ai eu l'honneur de vous faire part d'un phénomène extraordinaire, au moins pour moi, qui ne l'avais jamais vu. J'adressai en général mes doutes à ceux de mes confrères qui se livraient le plus à la vaccination, et en particulier à M. *Husson*, comme secrétaire perpétuel du comité central de vaccine, à qui je demandai si un seul bouton de vaccin suffisait pour garantir de la petite vérole. Ce savant vaccinateur me répondit affirmativement qu'un seul bouton suffisait pour préserver de cette cruelle maladie, et qu'il n'en avait jamais vu d'exemple contraire. Aussitôt j'annonçai que *je croyais* en avoir un dans ce moment-ci ; qu'un jeune homme de quinze ans et demi, vacciné à l'âge de deux mois, et chez lequel il restait une large cicatrice de vaccin, témoin irrécusable du succès de la vaccination ; que ce jeune homme, dis-je, me *semblait* réunir tous les symptômes de la petite vérole discrète. Pourquoi je priai le président (M. le professeur Percy) de vouloir bien nommer des commissaires pour vérifier les deux faits que je venais d'annoncer : l'existence de la cicatrice du vaccin, et celle de l'éruption d'une petite vérole discrète.

Cette communication franche et loyale de ma part a été mal accueillie, elle a été accompagnée et suivie de quelques signes d'improbation que je ne puis attribuer qu'à moi seul ; je me serai sans doute mal expliqué, puisque j'ai été mal compris : car je ne pense pas qu'aucun de nos respectables confrères puisse élever le moindre doute sur la pureté de mes intentions, puisse me soupçonner d'avoir voulu jeter de la défaveur sur la vaccine ; enfin, de chercher à décréditer une découverte aussi utile, aussi précieuse à l'humanité qu'elle est honorable à la médecine.

Je n'ai jamais été le partisan de l'inoculation, quoique j'aie cédé quelquefois aux instances des parens pour la pratiquer sur leurs enfans. J'ai été et je serai toujours partisan de la vaccine, que j'ai pratiquée souvent et sans avoir jamais eu le moindre sujet de m'en repentir. Je dirai plus, je dirai que j'établis une très-grande différence entre la vaccination et l'inoculation : celle-ci ne tendait à rien moins qu'à propager les foyers de contagion variolique, et à multiplier le nombre des victimes ; tandis que la vaccine ne tend au contraire qu'à l'extinction de la petite vérole, et à en préserver pour toujours l'espèce humaine. Cependant je crois devoir observer que pour un gouvernement, l'inoculation peut être avantageuse, parce qu'en masse elle doit avoir un bon résultat : c'est une affaire de calcul ; mais je ne l'aurais jamais conseillée à un père de famille , tandis que je conseille tous les jours la vaccine à ceux qui me consultent. J'ai eu plusieurs fois l'occasion d'observer les suites les plus fâcheuses de l'inoculation, et jamais de la vaccine.

J'ajouterai en outre que si j'avais besoin de preuves et de témoins, M. *Husson* pourrait m'en servir lui-même, parce que, comme secrétaire du comité central de vaccine, il a mentionné honorablement dans le premier rapport général de ce comité plusieurs observations que je lui avais adressées dans le temps.

Je termine ici mon exorde pour tracer le tableau des symptômes qui ont précédé l'invasion de la maladie, de ceux qui ont accompagné ses différentes périodes, de ceux enfin qui ont terminé définitivement cette petite vérole discrète, contestée par les uns et reconnue par les autres. *Hippocrate dit oui, mais Galien dit non.* Au surplus, quel que soit le rapport de MM. les commissaires et son résultat, je vous prie, messieurs, de vous pénétrer du vrai motif qui m'anime, l'amour de la vérité et de la science...... Entrons en matière.

Je dois donc dire d'abord que le sujet de cette observation est d'une haute stature (5 pieds 5 pouces), taillé en homme fort, bien proportionné dans tous ses membres, ayant une poitrine large ; en un mot, que sa croissance, quoique très-rapide, ne s'est point faite aux dépens de sa belle corpulence.

Ce jeune homme (M. Charles Bordereau), âgé, comme je viens de le dire, de quinze ans et demi, a été vacciné deux mois après sa naissance par M. *Baronat*, accoucheur habile, qui lui fit quatre piqûres, dont une seule a réussi et a laissé une large cicatrice

Depuis cette époque jusqu'à celle de l'invasion de la maladie qui nous occupe, ce jeune homme a joui de la santé la plus florissante ; il n'a jamais eu de goutte, de rougeole, de fièvre scarlatine, aucune maladie de l'enfance : n'ayant point appris à être malade, il ne voulait pas l'être ; aussi a-t-il tenu ferme jusqu'à la fin, qu'il a été obligé de céder à la force du mal.

Depuis huit à dix jours il se plaignait de malaise, d'agitations, de mauvais sommeil, d'inappétence, de pesanteurs de tête, de douleurs dans les membres, d'alternatives de froid et de chaud. La dernière semaine d'octobre se passa dans ce mal-être général, qui se prononça d'une manière plus tranchante le jeudi 29 de ce mois. Ce jour-là, M. *Bordereau*, ses frères et leur instituteur allèrent au cimetière du *Père Lachaise* (à deux milles de la maison), d'où ils revinrent vite pour ne pas manquer l'heure du dîner. Ses deux frères et l'instituteur revinrent tout en sueur, lui seul arriva ayant le froid du frisson. La pâleur de son visage, le soin qu'il prenait de s'envelopper et de se serrer dans ses habits, ses plaintes involontaires annonçaient de reste un vrai frisson qui ne l'empêcha pas de se mettre à table, où il mangea fort peu, et d'aller au Lycée. L'instituteur m'a assuré s'être aperçu plusieurs fois de fréquentes alternatives de froid et de chaud, mais que l'ardeur de ce jeune homme pour l'étude l'emportait et le rendait absolument insensible à ses maux, auxquels ses parens eux-mêmes faisaient d'autant moins attention, qu'ils les attribuaient à la rapidité de sa croissance. La nuit et la journée suivantes se passèrent dans les mêmes agitations, dans les alternatives de froid et

de chaud, accompagnées de douleurs de tête qui
augmentaient d'intensité.

Enfin, le samedi 30, ses forces l'abandonnèrent
entièrement, malgré tous ses efforts pour résister au
mal qui l'accablait. Il ne se fut pas plutôt mis à
table, qu'un violent frisson l'en fit sortir sans avoir
pu prendre la moindre chose. Au frisson, qui fut
long, succéda une fièvre ardente accompagnée de
douleurs de tête violentes, de mal de gorge, d'une
chaleur brûlante, d'une soif inextinguible, et suivie
d'une sueur infecte et si abondante, qu'elle perça
les matelas.

Le dimanche matin, 1er novembre, et le premier
de la maladie, ce jeune homme se plaignit beaucoup plus fort que la veille de ses douleurs de tête,
de brisures dans tous les membres, surtout aux extrémités inférieures ; la face et la poitrine étaient
rouges, enfin, tous les symptômes précités beaucoup
plus intenses, et la nuit fut orageuse.

Le lundi 2 du mois et de la maladie, sur les dix
heures du matin, je vis pour la première fois le malade, qui se plaignait fort de mal de gorge, de cé-
phlalalgie, de cardialgie, d'envies fréquentes de vomir, de mauvaise bouche ; la langue était sale, couverte d'une couche blanche et épaisse ; les yeux
rouges, brillans, scintillaient dans leurs orbites ;
le visage était enluminé et tuméfié, ainsi que
les paupières ; la fièvre forte et les sueurs abondantes. On me dit que de temps en temps il diva-
guait, qu'il y avait du délire. Mademoiselle Bernai,
sa tante, me fit remarquer une ébullition qui se
manifestait aux joues, aux lèvres, au front : je l'at-

tribuai à l'ardeur de la fièvre et à la continuité des sueurs.

Je prescrivis des boissons délayantes, acidules, enfin, tout ce que je jugeai convenable à l'état du malade. Je promis de revenir sur les quatre heures pour l'évacuer, si toutefois la diminution de la fièvre et de la chaleur me le permettait. Dans l'intervalle de ma première visite à la seconde, la nature m'avait devancé, le malade avait déjà vomi deux fois. Alors je n'hésitai point à répondre à une indication aussi bien prononcée, je vins au secours de la nature, qui était lente dans cette opération, et je donnai au malade un grain d'émétique en deux fractions. Une seule a suffi pour produire des évacuations abondantes par haut et par bas, et dont le résultat fut une diminution sensible de la fièvre et des douleurs de tête.

La mère et la tante du malade me firent voir des espèces de morsures de puces, de petits boutons sur lesquels je portai les doigts pour leur montrer que je les voyais bien, malgré la faiblesse de ma vue. Elles m'assurèrent les avoir déjà observés la veille sans y avoir porté grande attention, ce dont elles ne m'auraient pas même parlé, si le nombre et le volume ne se fussent point accrus.

Le mardi 3, je trouvai de la fièvre et de la sueur qui avaient été plus considérables pendant la nuit. Le nombre et le développement des boutons allaient en croissant et donnèrent lieu aux mêmes questions de la part de ces dames, et de la mienne aux mêmes réponses, auxquelles j'ajoutai cependant que cela pourrait être une de ces éruptions anomales que l'on rencontre tous les jours, et qui n'ont aucun caractère particulier. Mes réponses vagues suffisent seules pour prouver combien j'étais éloigné de toute idée de petite vérole, tant ma confiance est grande dans la vaccine, comme le plus puissant préservatif de cette maladie, et que je considérais même comme infaillible.

Le mercredi 4, je trouvai plus de chaleur que de fièvre, la tuméfaction, l'inflammation du visage et des paupières augmentées : l'éruption était parvenue à un tel degré de développement, que je fus obligé de reconnaître une petite vérole discrète, qui, d'ailleurs, avait été annoncée par tous les signes précurseurs de cette fièvre exanthématique, et j'en prévins les parens.

Le jeudi 5, on me dit qu'il y avait eu insomnie, de l'agitation et de la fièvre, pendant la nuit ; je n'en trouvai point, mais seulement une sueur abondante. C'était la terminaison de l'éruption qui avait suivi la marche ordinaire. La tête était parfaitement lucide et sans douleur. Quoique je fusse à-peu-près convaincu de la nature de la maladie, cependant comme ce fait était absolument nouveau pour moi, je crus devoir en référer à une société de médecins éclairés. A l'instant même où je rendais compte de ce phénomène pour l'examen duquel je sollicitais des commissaires, notre confrère M. *Renauldin* éleva la voix comme pour faire la contre-partie, en disant que dans son hospice il venait de traiter de la petite vérole un homme qui l'avait déjà eue une fois. Je suis fâché que M. *Renauldin* n'ait point pris à cet égard les mêmes mesures que je prenais à l'instant. J'eusse été fort empressé de voir ce fait par moi-même, non que j'élève le moindre doute sur la véracité de notre confrère, mais afin de pouvoir dire que j'ai vu à la fin d'une longue carrière, un individu atteint pour la seconde fois de la petite vérole; je proteste que j'en ai entendu parler beaucoup de fois, mais que de ma vie je n'ai vu ce cas, au moins fort rare, si toutefois il existe, non plus que je n'avais observé un seul exemple de petite vérole survenue après la vaccine, quoique plusieurs personnes, même de l'art, m'eussent assuré en avoir vu, et cependant je puis affirmer qu'il y a très-peu de médecins qui aient eu, autant que moi, les occasions de faire ces sortes de rencontres. Employé pendant trente-neuf ans au traitement des maladies épidémiques dans un circuit de plus de deux cents communes composant les deux subdélégations de Montargis et de Nemours; médecin en chef de l'hôpital général, où il n'y avait que des enfans; d'un hospice civil et militaire, ainsi que des prisons de Montargis; médecin en outre de plusieurs communautés religieuses qui réunissaient un grand nombre de pensionnaires; hé bien! dans le cours d'une pratique aussi multipliée pendant près de soixante ans, je n'ai jamais rencontré un seul individu qui ait eu deux fois la petite vérole. Cette assertion complexe de ma part est pour dire en même temps que j'ai eu maintes occasions d'ap rendre à distinguer une petite vérole vraie d'une petite vérole fausse, dite vulgairement petite vérole volante. Laissons-là les épisodes et disons que M. le président nomma MM. *Hueson, Desormeaux, Le Roux,* doyen de la faculté; que celui-ci refusa avec aigeur; qu'en se tournant de mon côté il m'adressa la parole avec l'accent de la colère pour me faire des questions plus qu'oiseuses. Je ne me permettrai pas de qualifier un tel procédé; la reconnaissance que je dois à M. *Le Roux,* rédacteur du journal de médecine, s'y oppose. Je dirai seulement que, rencontrant sur mon passage mon neveu, M. *Guersent*, je l'engageai à venir avec nous.

Arrivés tous les quatre chez le malade, M. *Husson* me fit aussitôt un grand nombre de questions relatives surtout à l'époque de l'invasion de la maladie qu'il voulait absolument que je précisasse, ce qui était impossible et ce que je lui démontrai vraiment impossible par l'exposé que je lui fis de la conduite de ce jeune homme qui, quoique malade depuis plusieurs jours, se livrait à ses exercices ordinaires. J'insistai sur l'influence que les transitions subites d'un air chaud à un air froid, humide et brumeux, avaient pu exercer sur le développement de cette maladie, en suspendant, en arrêtant même l'ébullition et l'éruption variolique.

Après avoir répondu aux questions de M. *Husson*, je voulus montrer la cicatrice; M. *Desormeaux* s'y opposa, en faisant observer avec raison que le malade étant en sueur, il pourrait être dangereux de le découvrir. La cicatrice a été vérifiée depuis.

Le vendredi 6, je trouvai un mieux marqué, la nuit avait été meilleure que les précédentes : je fis ce matin-là, au chevet du lit du malade, un précis historique de tout ce qui s'était passé avant ma première visite, sous la dictée de la mère, de la tante et du malade lui-même, qui, par l'exactitude de leurs réponses à mes questions me donnèrent tous les éclaircissemens dont j'avais besoin. Je priai ces dames de communiquer ce précis à MM. les commissaires, que j'invitai à suivre la maladie jusqu'à la fin. M. *Husson* vint seul le soir sur les cinq heures, il lut mon écrit, et en se retirant il dit : *nous sommes dans le sixième jour.*

Le samedi 7, j'allai à la même heure que M. *Husson* était venu la veille, dans l'intention de rencontrer ce médecin, qui arriva en effet très-peu de temps après moi, accompagné de MM. *Chaussier, Salmade, Guerbois*, tous membres du comité de vaccine. La perspicacité naturelle de M. *Chaussier*, président de ce comité, l'avait devancé au lit du malade, dont il n'approcha point du tout. Son apparition et sa disparition furent celles d'un éclair. Tout ce que j'en sais, c'est qu'il est sorti plus vîte qu'il n'était entré, et en s'écriant deux fois : *C'est la petite vérole volante, c'est la petite vérole volante.* Je l'ai plus entendu que je ne l'ai vu. La mère, la tante et le malade m'ont assuré que non-seulement il n'avait point approché du lit, mais qu'il n'avait pas même parlé à qui que ce fût, et qu'elles croyaient fort que ma présence, à laquelle il ne s'attendait pas, l'avait entièrement déconcerté, ce qui était vrai. Je donnerai plus loin le mot de l'énigme.

MM. *Salmade* et *Guerbois* ont examiné avec attention le malade depuis la tête jusqu'aux pieds; ils m'ont fait quelques questions auxquelles je me suis fait un vrai plaisir de répondre, et le résultat de cette conférence a été en faveur d'une petite vérole volante, et cela devait être ainsi. Ils ajoutèrent que *cette petite vérole était tout d fait semblable d celles des enfans Boulay, qui dans le temps avaient fait tant de bruit.* Quatre membres du comité de vaccine ne pouvaient point voir autrement, ni donner une autre décision. Je crois que l'autorité de M. *Chaussier*, dans ce cas-ci, ne peut faire pencher la balance, d'abord n'étant pas venu là comme commissaire de la société, et en outre parcequ'il n'avait fait aucune sorte d'examen du malade; il en eût fait qu'il aurait porté le même jugement comme président du comité de vaccine.

Le dimanche 8 et les jours suivans, le malade a continué d'aller de mieux en mieux.

Le mercredi 11 et, le samedi 14, le malade a été purgé convenablement à ses forces.

Je vous ai peu entretenu, Messieurs, des remèdes que j'ai administrés, ainsi que des phases de cette maladie qui ont été absolument les mêmes que celles de toutes les petites véroles discrètes bénignes, dont la marche régulière est connue.

Je vous prie, Messieurs, de ne point perdre de vue l'appareil formidable avec lequel cette petite vérole s'est manifestée, ainsi que les signes qui l'ont précédée et accompagnée jusqu'à la fin; vous prononcerez ensuite si une petite vérole volante s'annonce de cette manière, si elle a une telle durée; si ses boutons ont la même forme, si l'humeur qu'ils contiennent ont la même couleur, la même consistance que ceux de la petite vérole qui nous occupe maintenant. Ces boutons étaient perlés, arrondis, en pleine suppuration, ils étaient pleins d'une matière blanche et épaisse : d'après ces qualités de la matière variolique, j'ai proposé à MM. *Husson*, *Salmade* et *Guerbois* de prendre de cette matière pour s'assurer par l'inoculation, si elle aurait les qualités requises pour transmettre la petite vérole; tous s'y refusèrent en alléguant qu'ils n'avaient point d'enfans à leur disposition, et aucun d'eux ne motiva son refus sur la nature du virus variolique.

La verrette, la vérolette, la variolette, la varicelle,

2

la petite vérole volante ; tous ces diminutifs désignent
la même maladie qui est une simple éruption de pustules cristallines, séreuses, transparentes, éparses indistinctement sur toutes les parties du corps, sans
commencer par la tête, la face, la poitrine ; l'éruption se fait après un léger accès de fièvre éphémère,
ou le plus souvent sans fièvre. Les pustules paraissent,
disparaissent, et se sèchent tout à la fois en trois ou
quatre jours au plus tard, elles ne laissent point de
cicatrices. Voilà le tableau des symptômes de la
petite vérole volante.

Voici maintenant le tableau des symptômes de la
petite vérole discrète que mon malade a éprouvé ;
frissons violens, fièvre forte, paroxismes fréquens,
sueurs abondantes et fétides ; soif et chaleur ardentes, céphalalgies des plus aiguës, mal de gorge,
brisure dans tous les membres, particulièrement aux
extrémités inférieures, cardialgies, vomissemens,
bouche mauvaise, langue sale et chargée d'une couche blanche et limoneuse, tuméfaction et rongeur du
visage et des paupières : la plupart de ces symptômes
préexistaient une huitaine de jours avant que le malade se fut mis au lit ; et beaucoup ont eu une durée plus longue après l'époque de l'invasion que j'ai
cru devoir fixer au dimanche 1er. novembre pour
avoir un point de départ déterminé que MM. *Husson*
et *Salmade* ont pris eux-mêmes, ainsi qu'on le verra
plus loin.

D'après ce résumé, qui est un tableau abrégé et
fidèle de tous les symptômes que j'ai énoncés plus
haut, il est inimaginable qu'on veuille opiniâtrement
et méchamment soutenir que cette maladie est une
petite vérole volante. Ces diminutifs précités, de ver-

relte, de varicelle, etc., etc., sont seuls plus que suffisans pour faire connaître au lecteur que la petite vérole du jeune *Bordereau* ne peut pas être comprise dans cette cathégorie.

L'éruption a commencé à se manifester au visage, au front, aux lèvres, ensuite au cou, à la poitrine, et successivement aux bras et aux extrémités inférieures. La suppuration, l'exsiccation ont suivi la même marche que l'éruption dont la première apparition n'a pu être déterminée, d'après le peu d'attention qu'on y avait faite, et surtout d'après la longue résistance que ce jeune et vigoureux athlète a présenté au combat que son ennemi lui avait livré depuis plusieurs jours, et singulièrement le jeudi 29 octobre.

Je puis assurer que j'ai vu très-peu de petites véroles bénignes s'annoncer avec des symptômes aussi violens et d'une durée aussi prolongée après l'éruption, (et pourtant, j'ai vu beaucoup de ces maladies dans des règnes épidémiques). Je sais bien que la discrète bénigne est souvent accompagnée de fièvre continue, mais je sais bien aussi que plus souvent encore elle existe avec peu ou point de fièvre. Ne voit-on pas tous les jours des personnes attaquées de la petite vérole sans avoir eu la fièvre de l'éruption, ni celle de la suppuration : Combien ai-je vu à la campagne d'enfans couverts de petite vérole même confluente, mais bénigne, ayant d'une main un morceau de pain bis, et de l'autre une gaule pour conduire des dindons ou des porcs, et en outre la tête, les jambes et les pieds nuds, parcourir toutes les périodes de la variole sans aucun accident, quoiqu'exposés à l'intempérie de la saison.

Au résumé, d'après la généalogie des symptômes de la petite vérole discrète et de la petite vérole volante, dont je viens de présenter le parallèle, qui établit une si grande différence entre ces deux maladies, je conclus que celle qui fait le sujet de cette observation est une petite vérole discrète bénigne, comme on en voyait beaucoup avant la découverte de la vaccination, j'ajouterai néanmoins que celle-ci a pu devoir toute sa bénignité à la vaccine que je considère toujours comme la découverte la plus utile à l'humanité, et sur laquelle je ne changerai jamais d'opinion, quand même il serait prouvé que sur cent individus vaccinés, il s'en serait trouvé un qu'elle n'aurait pas préservé de la petite vérole; en un mot, la vaccination n'en serait pas moins précieuse à l'espèce humaine.

De ce que quelques maladies syphilitiques résistent à toutes les préparations mercurielles, faudrait-il pour cela rejeter l'usage du mercure dans toutes ces maladies? De ce que le kina ne guérit pas toutes les fièvres, même certaines intermittentes, s'ensuit-il qu'il faille en abandonner l'usage, quoiqu'il soit le meilleur fébrifuge connu jusqu'à présent. Il n'y a pas encore huit jours que j'ai été consulté sur la vaccine, *parce que*, me disait-on, *il y a beaucoup de petites véroles à Paris malgré la vaccine*. Il y a beaucoup de petites véroles, parce que ceux qui en sont attaqués ont été mal vaccinés, ou qu'ils ne l'ont pas été du tout.

Je ne dois pas oublier de vous dire, Messieurs, que plusieurs de nos confrères sont allés visiter mon malade, entr'autres M. *de Jussieu* qui, après un examen attentif, a dit : *Si ce n'est pas là une petite vérole, je n'en ai jamais vue;* MM. *Jacques, Léveillé* et autres en ont dit autant. Tous ont vu le jeune *Bordereau* à mon insu et sans ma participation, M. *de Jussieu* seul excepté, à qui j'avais eu occasion d'en parler, mais que je n'ai pas plus accompagné que les autres.

Voilà le mémoire que j'ai lu à la société de l'Ecole de médecine, à l'exception de quelques notes que la fin du jour m'empêcha de lire. Je les ai fondues en partie dans le corps de ce précis, et j'ai placé les autres dans l'appendice.

Immédiatement après la lecture de ce mémoire, le secrétaire de la société (M. *Duméril*) invita M. *Husson* à faire son rapport. Celui-ci, tout étonné de l'invitation, chercha à s'en défendre en disant qu'il ne croyait pas être chargé de ce rapport, auquel il ne s'attendait pas. Enfin il céda et en fit un entièrement en opposition avec celui que je venais de lire, sans toutefois s'être permis d'en réfuter un seul mot.

Aussitôt que M. *Husson* eut fini son rapport, qui était véritablement celui d'une petite vérole volante, et non celui de la petite vérole discrète dont je venais de donner la description faite au lit du malade, M. *Duméril* adressa la parole à M. *Chaussier* pour lui demander s'il avait quelque chose à dire; M. *Chaussier* répondit par un mouvement de tête négatif, et sans proférer une parole.

Aussitôt après, le jour tombant, M. *Dupuytren*, qui m'avait cédé la parole qu'il avait obtenue avant moi, profita du peu de jour qui restait pour montrer un homme qu'il avait opéré avec succès d'un anévrisme de l'artère poplitée.

Ces détails minutieux en apparence, sont nécessaires pour mettre le lecteur à même de juger des hommes et des choses. Ma réponse, au rapport de M. *Husson*, fut remise à quinzaine, ainsi qu'on va le voir.

SÉANCE TENUE LE 3 DÉCEMBRE.

M. *Dumeril* ouvrit cette séance par la lecture du procès-verbal de la précédente, tenue le 19 novembre : il commença par cette phrase remarquable : M. le docteur Gastellier lit un mémoire ayant pour titre : *Précis historique d'une petite vérole discrète des plus bénignes.* L'auteur s'était assuré que l'individu avait été vacciné. MM. *Chaussier, Désormeaux, Guersent, Husson*, qui sont allés visiter le malade, ont déclaré *unanimement* que le cas rapporté était celui d'une *petite vérole volante*, puisque la dessication avait eu lieu le septième jour. Une chose bien étrange, même extraordinaire, et contre l'usage reçu dans toutes les sociétés savantes, c'est que M. *Dumeril*, sans avoir consulté l'assemblée, décide seul contre moi en faveur de son ami M. *Husson*, qui n'avait point osé réfuter un seul des faits que j'avais avancés. Je me borne dans ce moment-ci à signaler en lettres italiques tout ce qui est faux, et à dire que mieux vaudrait un sage ennemi à M. *Husson*, que son ami M. *Dumeril* qui, avec la conjonction *puisque*, a tranché, a prononcé un jugement définitif. La lecture du procès-verbal faite, je pris aussi-tôt la parole pour faire en ces termes, la réponse au rapport de M. *Husson* :

MESSIEURS,

Vous avez entendu, il y a quinze jours, la lec-

ture que je vous ai faite du précis historique d'une petite vérole discrète survenue quinze ans et quatre
mois après la vaccination.

Vous avez également entendu immédiatement
après moi le rapport verbal prononcé par M. *Husson*
sur cette même maladie, rapport dans lequel j'ai re-
marqué erreurs de faits, erreurs de calculs et des
omissions que je ne puis attribuer qu'à l'infidélité de
sa mémoire ou à une trop forte prévention en faveur
de son opinion favorite pour l'existence d'une petite
vérole volante. Je prie ce savant vaccinateur de trouver bon que je rectifie les unes et que je répare les
autres.

En parlant de cette petite vérole, M. *Husson* vous
a dit qu'elle était *inodore*, mais il ne vous a pas dit
qu'il avait fait en ma présence, auprès du lit du malade, cette même observation, à laquelle je fus dispensé de répondre, parce que sur le champ et simultanément, la mère et la tante du malade s'écrièrent
même avec vivacité qu'elles n'approchaient pas du
lit du malade sans avoir *le cœur englouti d'une odeur
infecte*. Le malade lui-même s'en plaignait sans cesse,
et à un tel point, qu'on était obligé de tenir le drap
et la couverture serrés de près sous son menton, pour
lui éviter autant que possible la fétidité de ces éma-
nations qui me forçaient souvent, malgré l'humi-
dité d'un air froid et brumeux, de faire ouvrir les
croisées. Comment se peut-il faire qu'après cette réponse de la part de ces dames, M. *Husson* se soit permis de reproduire encore en ma présence un fait
aussitôt démenti qu'il avait été avancé. J'ai appris
depuis par ces dames que les matelats étaient tellement imprégnés de ces effluves fétides, qu'exposés à

l'air libre pendant le jour, ils infectaient la chambre
où on les déposait la nuit ; enfin, qu'on a été obligé
d'en laver les toiles et de les refaire à neuf. Voilà ce
que M. *Husson* appelle une petite vérole *inodore*. Je
demande maintenant à ce médecin s'il a jamais vu
une petite vérole volante exhaler une odeur aussi infecte et aussi durable. Pour moi, au contraire, je
trouve fort extraordinaire qu'une petite vérole aussi
bénigne ait été accompagnée de ce symptôme avec
autant d'intensité ; et je puis assurer que c'est la première petite vérole discrète que j'aie vue avec ce
symptôme, qui se manifeste presque toujours dans
les petites véroles confluentes et jamais dans les petites véroles volantes.

M. *Husson* vous a dit encore que le cinquième
jour de la maladie, jour où il est venu voir le malade, accompagné de MM. *Chaussier*, *Salmade* et
Guerbois, il vous annonça que cette petite vérole était
à la fin de l'exsication, ce qui n'est pas étonnant,
puisque le jeudi soir, jour de sa première visite,
et le cinquième de la maladie, M. *Husson* avait
voulu prendre de petites écorchures pour un commencement d'exsication. Mais je dois vous faire remarquer, messieurs, que M. *Husson*, en indiquant
le samedi comme le cinquième jour de la maladie,
la veille, vendredi soir, il avait dit à ces dames :
Nous voilà au sixième jour, ce qui était vrai. Il faut
convenir que la mémoire de M. *Husson* se trouve
grandement en défaut sur ce fait, comme sur le précédent ; d'où il est évident qu'il faisait rétrograder
cette petite vérole de quarante-huit heures d'une
part, et que de l'autre il la faisait marcher rapide-
ment vers sa terminaison, qui n'existait pas même

À l'époque où il l'annonçait à la société, quoiqu'alors ce fût le dix-neuvième jour de la maladie. Je donnerai, pour preuve irrésistible de ce que j'avance, le témoignage de notre estimable confrère, M. *Léveillé*, ici présent, qui confirma tout haut ce que, quinze jours auparavant, il m'avait dit tout bas. Aussitôt M. *Duméril* lui fit une interpellation pour lui demander s'il ne savait pas que les petites véroles volantes conservaient également des pustules qui duraient long-temps. Cette interpellation, inconvenante sous tous les rapports, fut sans effet.

M. *Husson* vous a dit aussi que l'exsication fut terminé le cinquième jour, et c'était le dix-neuvième jour qu'il annonçait cette terminaison, dont M. *Léveillé* venait de voir à l'instant même le contraire. Cette allégation de M. *Husson* a fait commettre à son ami M. *Duméril* une grande erreur dans la rédaction du procès-verbal de la société, lorsqu'il ajoute après ces mots : C'est une petite vérole volante, *puisque* l'exsication était complète le septième jour après l'éruption. » Eh bien ! je vous dirai plus, Messieurs, je vous dirai que j'ai vu par occasion, il y a huit jours, le jeune Bordereau ; qu'il avait encore sur les joues des feuillets, de petites pustules qui n'étaient pas encore tombées en furfurescence. C'était alors quatre semaines après l'invasion de la maladie : j'ai même observé des rugosités varioliques, des cicatrices sur diverses parties du corps.

Je vais terminer enfin par la communication d'un fait qui vous surprendra : M. *Husson*, après nous avoir dit ici, et très-affirmativement, qu'il n'avait point vu un seul exemple de petite vérole survenue après la vaccine, et qu'un seul bouton de vaccin suffisait pour en garantir, a déclaré aux parentes de mon malade, et en présence de témoins, qu'il n'avait vu qu'un seul individu avoir eu la petite vérole quelques années après l'avoir vacciné ; mais que celle-ci n'en était pas une. Si M. *Husson*, au lieu de faire cette déclaration à ces dames, eût fait l'aveu tacite de ce fait à la société, la chose n'eût pas été plus loin, elle en serait restée là ; il aurait évité de se trouver en contradiction avec lui-même et de prêter le flanc, si je puis m'exprimer ainsi, aux détracteurs de la vaccine, si détracteurs il y a. *Incidit in Scyllam, cupiens vitare Carybdim.* Oui et *non*, sur le même sujet en vingt-quatre heures : voilà ma réponse au rapport-verbal de M. *Husson*, réponse qu'il plaît à M. *Duméril* d'appeler une simple note.

SÉANCE DU 17 DÉCEMBRE.

M. *Duméril* commence la lecture du procès-verbal par ce qui suit : «M. le docteur *Gastellier* lit *une note* relative au cas d'une petite vérole dont il avait entretenu la société dans la dernière séance ; il persiste dans son opinion et l'appuie d'un fait nouveau qui, *selon lui*, prouve qu'une demoiselle de quinze ans, qui a été vaccinée à trois ans, aurait été attaquée d'une petite vérole bien caractérisée.» M. *Duméril* appelle *note* une réponse péremptoire au rapport verbal de M. *Husson*, que je réfute dans toutes ses parties ; une réponse qui contient le démenti le plus formel de tous les faits avancés par ce médecin. M. *Duméril* se borne à ce seul fait, tandis que j'en cite trois dans ma réponse, et encore ce fait est-il annoncé d'une manière fort douteuse par cette expression peu mesurée ; *selon lui* j'aurai occasion de revenir à tout ce qui m'est personnel dans la rédaction des deux derniers procès-verbaux de la société, et de démontrer que ni l'un ni l'autre (en ce qui me concerne) ne sont empreints du cachet de l'impartialité.

SÉANCE DU 28 JANVIER 1819.

Aussitôt après la lecture du procès-verbal, M. le docteur *Friedlander* a appelé l'attention de la société sur des petites véroles qui régnaient à Paris depuis quelques temps et qui avaient attaqué plusieurs individus sur lesquels l'inoculation de la vaccine avait été pratiquée avec succès ; ce médecin exprima le désir ardent que les médecins voulussent bien s'occuper des moyens de pénétrer la cause et la nature de ces sortes de petites véroles pour y remédier. L'appel du docteur *Friedlander* fut aussitôt appuyé par les faits suivans :

M. *Geoffroi de Saint-Hilaire*, professeur d'histoire naturelle, membre de l'Institut, quoique n'étant pas membre de la société, est venu à cette séance pour nous dire qu'il avait un neveu qui venait d'être attaqué d'une petite vérole franche, quoiqu'ayant été vacciné depuis plusieurs années ; il entra même dans des détails circonstanciés qui ne laissaient rien à désirer sur l'existence de cette petite vérole naturelle, dont j'ai été m'assurer par moi-même chez monsieur son frère, négociant, rue Saint-Martin, n°. 79. Ce jeune homme avait été vacciné à six mois ; il vient d'être attaqué d'une petite vérole discrète à la fin de décembre dernier, quoiqu'il eût six cicatrices de vaccin ; c'est M. *Asselin*, l'un des médecins de l'Hôtel-Dieu les plus distingués, qui lui a donné ses soins.

Ce fait avait été communiqué par M. *Geoffroi*, à M. *Husson*, qui lui fit la même confidence qu'aux dames *Bordereau*, qu'il avait vu un exemple semblable.

Aussitôt après M. *Geoffroi*, M. *Percy* demanda la parole pour dire qu'il avait une parfaite connaissance de plusieurs individus qui, après avoir été vaccinés, ont eu une vraie petite vérole, et que ces faits se sont passés sous ses yeux à la campagne.

Immédiatement après M. *Percy*, M. le professeur *Desormeaux*, (l'un des commissaires nommés pour examiner mon malade), a annoncé à la société une petite vérole naturelle qui avait parcouru les phases ordinaires de cette maladie chez une jeune fille de douze ans, vaccinée en nourrice, et portant encore deux cicatrices du vaccin; il nous a dit avoir suivi cette jeune fille avec la plus grande exactitude depuis le commencement de l'éruption jusqu'à la fin de l'exsication; que cette malade avait eu la fièvre d'éruption et celle de suppuration; en un mot, tous les symptômes les plus caractéristiques de la petite vérole, dont les cicatrices ne laissent aucun doute sur son existence.

SÉANCE DU 11 FÉVRIER.

La lecture faite du procès-verbal, je fus fort étonné de ce que M. le secrétaire n'y avait fait aucune mention de l'appel fait à la société par M. *Friedlander*, non plus que des faits avancés par nos confrères et qui venaient à l'appui; faits qui méritaient d'être rappelés à l'attention de tous les médecins pour être ensuite soumis aux méditations des praticiens. Ces petites véroles devaient être d'autant mieux mentionnées par M. le secrétaire, qu'elles étaient bien caractérisées, *selon eux* et non selon moi, qui n'en avais pas connaissance.

Au lieu de cette mention indispensable, il nous a été distribué, pour toute réponse à nos collègues, une petite brochure de onze pages, ayant pour titre : « Rapport fait au comité central de vaccine, le 15 décembre 1818, par M. *Salmade*, l'un de ses membres ».

La page 4 contient littéralement, mots pour mots, le rapport verbal que M. *Husson* avait prononcé à la société dans sa séance du 19 novembre dernier.

M. *Salmade*, après avoir prêché (non des convertis, mais des croyans) sur les avantages incontestables de la vaccine, s'occupe de mon malade, au sujet duquel il dit : « Nous avons vu, rue d'Enfer, le jeune *Bordereau*, âgé de quatorze à quinze ans ; il portait sur les bras plusieurs cicatrices (il n'en porte qu'une seule, laquelle a donné naissance à cette discussion,) annonçant qu'il avait eu la *vraie vaccine*; il avait été *légèrement indisposé* le 30 octobre; il n'avait pas cependant manqué d'aller en classe ce jour-là et le lendemain ; mais ce même jour 31, en rentrant à cinq heures du soir, il ne put dîner; il eut de *la fièvre*, il se coucha; la fièvre dura les *premier* et *deux novembre*, époque à laquelle on commença à s'apercevoir des boutons sur la figure et *sur tout le corps*. Ces boutons ont pris un accroissement très-rapide. Examinés par nous, le 4 *novembre*, le *troisième* jour de l'apparition, la très-grande partie était en pleine suppuration ; d'autres commençaient déjà à offrir quelques *apparences de dessication*, et d'autres en très-petit nombre ne faisaient que de naître.

« Le 7 novembre, *cinquième* jour de l'éruption, nous avons trouvé le malade en bon état ; il n'exalait point *l'odeur fade* et *nauséabonde* de la petite vérole, et la dessication se faisait d'une manière très-prompte ; elle a marché avec une telle rapidité, que le 9 novembre, septième jour de l'éruption, les boutons étaient desséchés, et les croûtes qui en étaient le résultat tombaient sans laisser de cavités à la peau ».

Voilà bien le tableau des symptômes d'une petite vérole volante, si ce tableau était fidèlement tracé ; mais il n'y manque qu'une chose, la vérité ; c'est ce que je m'engage de nouveau à démontrer mathématiquement, ainsi que je l'ai déjà fait dans ma réponse au rapport verbal de M. *Husson*, dont celui-ci est le duplicata en ce qui est relatif à mon malade, et que le comité central de vaccine a cru dans sa sagesse devoir faire imprimer et distribuer partout sous le nom de M. *Salmade*; d'où il résulte qu'en répondant à M. Salmade, je réponds en même-temps à M. *Husson*, je réponds au comité de vaccine entier, puisque ce rapport lui a été lu et qu'il est signé par le président et par le secrétaire. Ma réponse a pour base inébranlable, les époques fixes, mais irrécusables, et qu'il ne sera pas au pouvoir du comité de changer, d'après le résumé suivant :

Je dirai donc que j'ai annoncé à la société de médecine, séance tenante, le *jeudi 5* novembre, une petite vérole survenue après la vaccination, et pour l'examen de laquelle les commissaires nommés sont venus avec moi aussitôt la séance levée. Je dirai que le *vendredi 6*, M. *Husson* est venu seul voir le jeune *Bordereau*, et qu'en se retirant il a dit que le malade était dans son *sixième jour* de maladie, ce qui était vrai. Que le lendemain *samedi 7* M. *Husson* est venu visiter le malade, accompagné de MM. *Chaussier*, *Salmade* et *Guerbois*, tous membres du comité de vaccine; que ce *samedi 7 novembre*, et septième de la maladie, est le seul jour où M. *Salmade* ait vu le malade. Voilà l'exacte vérité, vérité incontestable par le simple exposé des faits dont tout le monde peut s'assurer par les membres de la société, présens aux deux premières séances, par les membres de la famille *Bordereau*, et par le rapport même de M. *Salmade* qui commence ainsi : « Le jeune *Bordereau* a eu la fièvre et le frisson le 30 *octobre*... Le 1er. novembre, époque de l'apparition des boutons... Le 5 novembre, le *troisième de l'éruption*, la très - grande partie des boutons en suppuration... Le 7 novembre, *le cinquième de l'éruption*, la dessication se faisait d'une manière très-prompte... Le 9 *novembre, septième jour de l'éruption*, tous les boutons étaient desséchés, et les croûtes tombaient sans laisser des cavités à la peau.

Le dimanche étant le premier jour du mois de novembre et le premier jour de l'éruption, ainsi que je l'ai dit plus haut (quoique le malade se fût mis au lit la veille, et qu'il eût éprouvé de la fièvre depuis plusieurs jours), ainsi que M. *Salmade* le déclare lui-même ; le samedi suivant est irrévocablement le septième du mois et le septième de la maladie : c'est le soir de ce même jour, samedi 7, que, pour la première et dernière fois, M. *Salmade* a visité le malade avec ses collègues ; et c'est dans ce septième jour que ce médecin appelle tantôt le cinquième, tantôt le neuvième, qu'il a observé la plus grande partie des boutons en pleine suppuration ; c'est aussi dans ce même septième jour qu'il a observé des boutons des-séchés tomber sans laisser de cavités à la peau ; d'où il résulte, suivant le calcul de M. *Salmade*, que ce samedi était à la fois le 5, le 7, le 9, et que cette trinité de jours n'a pas encore suffi à ce médecin pour voir tout ce qu'il annonce avoir vu ; car il y a eu des croûtes plus de trois semaines après l'éruption, et dont le résultat, malgré toutes les assertions de M. le rapporteur suppléant, sont des cavités à la peau que le jeune *Bordereau* portera toute sa vie, ce qui don-nera le temps à M. *Salmade* d'aller en vérifier l'exis-tence, d'en faire son rapport, auquel M. *Chaussier*, président, et M. *Husson*, secrétaire, voudront bien donner une sanction honorable et honorée de leur signature.

Mes adversaires ne sont pas toujours d'accord entre eux, car M. *Duméril* a dit dans le bulletin de la so-ciété, extrait de son procès-verbal, que es commis-saires avaient déclaré unanimement que c'était une petite vérole volante, *puisque* la dessication était com-plète le septième jour, tandis que M. *S. lmade* veut que ce soit le neuvième ; l'un et l'autre se trompent également. La vérité n'est qu'une, *una veritas, una interpretatio*. Si MM. *Salmade* et *Husson* avaient si-gnalé, comme je l'ai fait dans mon précis histori-que, les jours du mois, de la semaine et de la mala-die, ils n'auraient pu commettre tant d'erreurs vo-lontaires.

A la page 3, M. *Salmade*, en parlant d'un enfant, rue des Fossés-Montmartre, dit qu'il fut attaqué d'une *petite vérole vésiculeuse*. D'abord ce n'est pas un seul enfant, ce sont trois enfans de M. *Boulay*, pharma-

cien, attaqués de petites véroles qui ont fait beaucoup de bruit dans le temps. Mais depuis, je me suis
assuré que c'étaient de vraies petites véroles, et non
pas de petites véroles *vésiculeuses*, ainsi qu'il plaît à
M. le rapporteur de les appeler. Voilà donc une
nouvelle petite vérole à ajouter à celles du docteur
Home (1).

Ce rapport se termine ainsi : «Le comité central,
après avoir entendu, dans sa séance du 19 décembre
1818, la lecture du *présent* rapport, arrête qu'il sera
adressé à son Exc. le ministre secrétaire d'état au
département de l'intérieur, avec prière de le faire
imprimer au nombre de deux mille exemplaires,
pour être joints aux envois du fluide vaccin fait par
le comité, et pour être répandu autant que possible.
Paris, 21 décembre 1818. *Chaussier*, président;
Husson, secrétaire.

C'est ainsi que se répandent les erreurs; c'est ainsi
que s'écrit l'histoire; c'est ainsi que l'on trompe les
hommes en santé comme en maladie. Mais est-ce
ainsi qu'on reculera la limite de l'art de guérir?
Est-ce ainsi qu'on rétablira l'antique splendeur de
la médecine et l'ancienne dignité du médecin?

Le raport de M. *Husson*, imprimé sous le nom de
M. *Salmade*, est la seule réponse que M. *Duméril* ait
faite à l'appel de M. *Friedlander*, aux faits de petites
véroles survenues après la vaccine, annoncés pa

_____

(1) La petite vérole se distingue en petite vérole discrète, confluente, cohérente, cristalline, siliqueuse, verru-
queuse, sanguine. *Principes de Médecine de Home*, que
j'ai traduits en 1771, pag. 244.

3

MM. *Geoffroy*, *Percy* et *Desormeaux*, qui sont dési-
gnés au moins implicitement comme détracteurs de
la vaccine; parce que, comme moi, ils ont eu le
malheur de rencontrer de ces petites véroles et de le
dire; et plus coupables que moi encore, en ce qu'ils
les ont annoncées avec assurance; tandis que je n'en
ai présenté qu'une seule, avec doute et uniquement
pour m'éclairer.

M. *Salmade*, dans ce rapport, cite cinq à six
exemples de ces prétendues petites véroles volantes,
sur le nombre desquelles il n'y en a que deux à ma
connaissance, et qui toutes les deux étaient de vraies
petites véroles. S'il n'y a pas plus de véridicité pour
les autres que je ne connais pas, que pour celles que
je connais, mes conclusions resteront les mêmes. Puis
j'ajouterai que MM. les commissaires du comité de
vaccine n'ont point cherché à vérifier les faits avancés
par nos collègues.

Il y a dans ce rapport beaucoup de choses remar-
quables, entre autres ce passage-ci (p. 2.) : « Nous
avons vu se renouveler contre la vaccine des préventions populaires qui tendent non-seulement à trou-
bler la sécurité des sujets vaccinés, mais encore à
détourner les parens de soumettre leurs enfans à
cette inoculation salutaire. « *In vitium ducit culpæ
fuga.*

Personne au monde, plus que M. *Husson*, n'a
contribué par sa marche tortueuse, par son zèle in-
considéré, à produire le dénigrement et le discrédit
de la vaccine. Ce médecin qui, vingt-quatre heures
après avoir déclaré solennellement en pleine assemblée de la société, qu'un seul bouton de vaccin suffit

pour préserver de la petite vérole ; et qu'il n'a jamais
vu un seul exemple contraire, va publier par-tout ;
qu'il a vu une petite vérole survenir à un sujet qu'il
avait vacciné quelques années auparavant. Comment
se fait-il que M. *Husson*, après avoir mis tout le
monde dans sa confidence, d'un fait de petite vérole
survenue après la vaccine qu'il a rencontré, comment se fait-il, dis-je, que ce médecin traite de détracteurs de la vaccine ceux qui ont rencontré le
même cas, et qu'il emploie, lui et ses adhérens, tous
les moyens les plus illicites pour me faire un crime
à moi, et pour anathématiser ceux qui, comme moi,
ont cherché la vérité de bonne foi ? Ils auront beau
dire et beau faire, il ne peut y avoir aucun prétexte
pour excuser leur conduite. Depuis qu'il a été question
de la petite vérole de M. *Bordereau*, contre laquelle
M. *Husson* a fait beaucoup trop de bruit et fort in-
discrètement, il m'est parvenu un grand nombre de
faits semblables au mien, et qui n'auraient pas été
connus sans la conduite bruyante de M. *Husson*,
qui s'est ridiculement fourvoyé. Je me bornerai à
citer seulement les trois faits mentionnés dans mon
Précis historique, et dont M. *Duméril* a cru devoir
en supprimer deux.

PREMIÈRE OBSERVATION.

Mad.^{lle} *Augustine Lecamus*, âgée de treize ans
et demi, vaccinée à trois, porte aux deux bras des
cicatrices qui ne laissent aucun doute sur le succès
de la vaccination. Elle a été attaquée, le 4 mai 1818,
d'une petite vérole qui a suivi régulièrement et com-

3 *

plétement les phases de cette maladie dont elle porte
des marques ineffaçables.

Cette jeune personne a été traitée par M. le docteur *Michu*, grand partisan de la vaccine, qui,
ayant entendu parler de mon observation et des con-
troverses qui en sont résultées, m'écrivit, le 18 novembre, une lettre dans laquelle il me fait l'histoire
très bien détaillée de cette petite vérole, que j'ai été
vérifier d'après l'invitation de ce médecin, que je
n'ai l'honneur de connaître que par la bonne réputation dont il jouit. Mademoiselle Lecamus demeure
chez son oncle, graveur, rue Saint-Denis, cour
Batave, no. 15.

DEUXIÈME OBSERVATION.

Mademoiselle *Lenormant*, nièce de M. *Lenormant*,
juge de paix du onzième arrondissement, vaccinée
à deux ans, a été attaquée, à l'âge de quinze ans,
le 28 août 1818, d'une petite vérole discrète, jugée
telle par M. le professeur *Dubois*. M. *Lenormant*
demeure rue Saint-André-des-Arts, no. 40.

TROISIÈME OBSERVATION.

Mademoiselle *Collin*, âgée de quinze ans, avait
été vaccinée à trois, par M. *Jacques*, accoucheur
habile et grand vaccinateur. Cette jeune personne
porte trois cicatrices qui attestent la vérité de ce fait
qui m'a été confirmé par M. Jacques, et que j'ai
vérifié par moi-même.

Cette jeune personne a été attaquée, le 28 octobre 1818, par une petite vérole des plus complètes,

et dont le résultat est un très-grand nombre de cavités qui ont creusé la peau.

Sa sœur aînée ayant été également vaccinée par
M. *Jacques*, et en portant aussi les cicatrices, a eu
la petite vérole le 9 novembre suivant. L'éruption a
été moins forte, les boutons moins nombreux, et
cette petite vérole discrète a été plus bénigne et moins
durable que la précédente.

Enfin, dans cette maison, où il y a cinq enfans,
deux ont eu la vraie petite vérole, et les trois autres
ont eu la petite vérole volante; ce que la mère de ces
enfans m'a très-bien expliqué, sans doute d'après
l'explication que lui en aura faite M. le docteur
Morillon, son médecin. J'ai vérifié ces faits à la fin
de novembre, un mois après l'invasion de la maladie, et trois semaines après celle de la cadette.
Mesdemoiselles Collin demeurent rue d'Anjou, au
Marais, n°. 4.

QUATRIÈME OBSERVATION.

Je joins celle-ci aux trois que j'avais promises ;
elle m'a été adressée par M. le docteur *Chardel*, secrétaire perpétuel du cercle médial ; je vais la
transmettre littéralement telle qu'elle m'est parvenue.

Le fils de M. le baron *de Lamoyon*, général d'ar-
tillerie, avait été vacciné en Italie à l'âge de trois
ans, par un médecin de réputation. Les boutons de
vaccine offrirent de bonne heure une vive inflammation, et laissèrent après eux les cicatrices accou-
tumées. M. *Lamoyon* fut atteint, dans les premiers
jours de janvier 1819, d'une éruption qui avait tout

le caractère de la variole, et qui étoit bien en effet une petite vérole confluente, mais qui a parcouru ses diverses périodes sans aucun accident et de la manière la plus régulière. MM. les docteurs *Sedillot* et *Laubry* ont constaté la nature de cette maladie.

Indépendamment des exemples précités de petites véroles survenues après la vaccination, et qui me semblent suffisans pour confirmer la vérité de mes assertions sur ce point, je pense néanmoins qu'il n'est pas hors de propos d'en présenter quelques-uns pris chez nos voisins, d'où la vaccination a tiré son origine.

Les médecins anglais ont eu la gloire de la découverte de la vaccine, et ils ont aujourd'hui le courage d'être les premiers à en signaler quelques inconvéniens pour appeler toute notre attention sur la recherche des moyens propres à les prévenir. Ayons donc aussi le courage de les imiter, comme nous avons eu celui de les suivre dans la pratique de cette excellente méthode à laquelle nulle autre ne peut être comparée jusqu'à ce jour.

On lit dans le Journal général de littérature étrangère (cahier de décembre 1818) l'annonce d'un petit ouvrage anglais qui, traduit, a pour titre : *Essai sur la petite vérole survenue après la vaccination*, par le docteur *Monro*. L'auteur rapporte plusieurs cas de petites véroles survenues après la vaccination, dont trois dans sa famille.

On lit dans la Bibliothèque médicale (cahier de janvier 1819) *articles originaux*, maladies observées à l'hôpital du *Christ*, par H. *Field*, chirurgien de cet hôpital. « Il y a eu sept cas de varioles après la vaccine, aucun n'a été fatal, quoique chez plusieurs la petite vérole ait été confluente. »

Le même Journal (cahier d'avril suivant) annonce un ouvrage sous ce titre : *Essai sur les anomalies de la variole et de la varicelle* (en d'autres termes la petite vérole franche et la petite vérole volante), *avec l'histoire analytique de l'épidémie éruptive qui a régné à Montpellier en 1816*, par MM. *Berard* et *Delavit*, médecins de Montpellier.

Dans cet ouvrage se trouve la description des vraies petites véroles, des petites véroles franches, légitimes, et des fausses petites véroles dites petites véroles volantes, varicelles, variolettes, etc. La ligne de démarcation est tranchée, elle met le lecteur à même de juger de leur différence caractéristique. « Quant aux vaccinés qui ont eu la variole légitime, les auteurs pensent qu'ils avaient été mal vaccinés, ou bien qu'ils ont eu une récidive de petite vérole. Cette dernière opinion ne paraît pas fondée sur des faits bien constatés. » (p. 44.)

Extrait du Journal le Constitutionnel, du 7 juin 1819.

« La petite vérole a été très-multipliée dans le canton de *Schaffouse*, peu de victimes ont succombé. Suivant le rapport du pays, beaucoup d'individus vaccinés ont été atteints de la contagion. Il restait à constater s'ils ont été bien vaccinés. Ceux qui croient, au reste, que la vaccination n'est point un préservatif absolu, la regardent du moins comme une sorte de neutralisant infiniment utile et propre à modérer l'action du virus variolique. »

A tous ces exemples, je pourrais en ajouter un nombre beaucoup plus grand, pris tant dans notre France que chez l'étranger ; mais il me semble que nous en avons déjà plus qu'il ne nous en faut pour fixer définitivement notre manière de voir sur la possibilité que la petite vérole attaque des individus qui avaient été vaccinés, et que son résultat ne présente rien de fâcheux.

Chaque jour nous présente des faits nouveaux qui corroborent, qui confirment la vérité des premiers, qu'on s'efforce en vain de vouloir détruire, vérité qui n'a point cessé d'en être une, depuis qu'elle a été observée et mise en évidence, malgré tous les efforts, malgré tous les moyens qu'on emploie pour la cacher. *Nihil veritas erubescit, nisi solummodo abscondi.* Tout a été mis en œuvre pour l'obscurcir (la vérité). Rapports de vive voix, rapports par écrit, procès-verbal et bulletin de la société, journal de médecine, et quantité d'autres journaux, tant de Paris que des départemens. Le Journal-Général de France nous donne, à la date du 5 avril, un extrait de celui de Rouen, dans lequel on traite de détracteurs de la vaccine tous ceux qui ont eu occasion d'observer des petites véroles après la vaccination. En un mot, on s'empare de tout, jusqu'aux avenues du ministère de l'intérieur ; de là les erreurs vont se propager au nom du ministre lui-même qui les ignore, et sous ses auspices 2000 exemplaires d'un rapport vicieux en tous points vont être distribués au public. *O miseras hominum mentes ! ô pectora cæca !* Comment veut-on que les rois ne soient point trompés ; lorsque les voies de la vérité sont fermées à leurs ministres, qui ensuite les trompent sans s'en douter eux-mêmes?

Le comité central de vaccine, au lieu d'avoir recours à une foule de pitoyables subterfuges auxquels aucun homme sensé ne peut se méprendre, aurait beaucoup mieux fait de profiter de la porte de sortie que M. *Renauldin* lui avait fort ingénieusement ouverte en présence de son président et de son secrétaire.

J'ai présenté au lecteur un assez grand nombre de faits pour le prémunir contre les assertions vagues et fausses de mes adversaires ; il peut compter sur l'exacte vérité de ces faits, comme s'il les eût vus et observés lui-même. *Incorrupta fides, nuda que veritas.* Voilà ma garantie, qui seule suffirait à ceux qui me connaissent ; j'y ajouterai, pour ceux qui ne me connaissent pas, la bonne foi de nos collègues présens aux assemblées, où j'ai fait ma profession de foi sur la vaccine, et ma réponse au rapport verbal de M. *Husson* ; la bonne foi de nos confrères, qui sont allés voir le jeune *Bordereau* à mon insu ; la bonne foi des amis de la vérité et de l'humanité qui ont rapporté à une assemblée de la société plusieurs faits entièrement semblables au mien ; enfin la bonne foi des malades eux-mêmes, des médecins qui les ont traités et des parens des malades dont j'ai eu l'attention de donner les adresses. Voilà, ce me semble, des garanties irrécusables et suffisantes pour convaincre les esprits les plus prévenus et les faire revenir de leurs erreurs. Cependant je ne crois pas inutile de placer ici l'extrait suivant, pour faire connaître que les médecins et chirurgiens qui composent les

colléges de médecine et de chirurgie de Londres, sont
plus francs et plus loyaux sous ce rapport que certains membres du comité central de vaccine de
Paris.

Extrait de la Bibliothèque médicale du mois de juillet 1819.

Le rédacteur fait l'analyse d'un ouvrage anglais
qui a pour titre : *Recherches sur la vertu anti-varioleuse
de la vaccine*, par M. *Brown*, qui s'exprime ainsi,
page 40 : « Car on admet maintenant, d'après les
» témoignages les plus flatteurs, que dans plusieurs
» cas la variole s'est manifestée après la vraie vac-
» cine, et le collège des médecins de Londres établit
» qu'il est impossible de douter de ce fait, quoique
» les plus chauds partisans de la vaccine le nient
» formellement. » — Page 46. « Ce collège conclut de
» ses observations que les individus vaccinés sont à
» l'abri de la petite vérole épidémique aussi bien que
» de l'inoculée. » Je ne partage point du tout cette
opinion du collège. Des faits contraires que j'ai observés dans l'épidémie variolique qui a régné à Paris
l'année dernière, s'y opposent fortement. Je ne partage pas davantage l'opinion de ceux qui prétendent
qu'on peut pratiquer indistinctement et avec succès
la vaccine sur les personnes affectées d'un virus
quelconque ; qu'elle guérit même les dartres. Je
pense, au contraire, que la présence d'un virus doit
nuire à l'action du virus vaccin et en empêcher le développement.

Page 47. « La société *jennérienne* admet qu'il n'y
» a qu'un petit nombre de cas où la variole ait suc-

» cédé à la vraie vaccine; elle avance que lors-
» qu'elle se manifeste après la vaccination, elle est
» bénigne et mérite à peine le nom de maladie. »
C'est ce que j'ai vu, observé, et ce que je n'ai cessé de
répéter de vive voix, comme par écrit.

Ibid. « Le collége royal des chirurgiens de Lon-
» dres admet dans son rapport cinquante-six cas
» bien authentiques où la variole s'est manifestée
» après la vaccination, outre ceux qu'il refuse d'ad-
» mettre, parce que les chirurgiens qui en ont donné
» les détails n'avaient pas eux-mêmes vacciné les
» sujets. » Ce motif ne me semble point suffisant
pour rejeter des faits, surtout s'il existe des cicatrices
du vaccin, témoins irrécusables de son action. Il est
inutile d'avoir vacciné soi-même pour être assuré
qu'un individu a été vacciné; car l'insuccès que l'on
attribue à la fausse vaccine est un prétexte illusoire :
il n'y a pas de vaccinateur qui, après cinq ou dix
jours au plus tard, ne puisse prononcer sur la nature
et sur l'effet du vaccin, par conséquent sur le caractère vrai ou faux de la vaccine. Cette distinction fu-
tile de vraie ou de fausse vaccine dont on parle sans
cesse, est un échappatoire qui ne trompe que ceux
qui veulent être trompés ou qui veulent tromper les
autres.

Page 54. « La première partie du chapitre 6 con-
» tient quarante-huit observations de petites véroles
» survenues après la vaccine.

Page 60. » A ces témoignages de corps publics, on
» peut joindre ceux des docteurs *Jenner*, oncle et ne-
» veu; *Villaut*, *Ring*, *Adams*, *Bryce*, etc. Le docteur
» *Villaut*, à lui seul, a recueilli plus de soixante cas où

» la petite vérole a succédé, en sa forme ordinaire,
» à la vaccine. »

Si je cumule autant de preuves, si j'invoque autant de témoignages, si je m'appuie d'autant d'autorités, si je m'appesantis aussi fort sur ce point, si
enfin je prends autant de précaution pour faire entendre la vérité au public, c'est que je sais combien
il est difficile de la lui faire entendre ; c'est que je
connais tous les moyens illicites qui ont été employés pour l'obscurcir ; en un mot, c'est que j'ai
affaire à un comité entier dans la composition duquel il y a des hommes aussi distingués par leurs
vertus que par leurs lumières, et que je suis loin de
confondre avec quelques-uns d'entre eux de qui j'aurais bien du plaisir à faire le même éloge. Ceux-ci se
sont permis et se permettent, tous les jours, au nom
collectif du comité, des excursions aussi absurdes
que révoltantes sur mes opinions et sur ma personne.
Lâches insultes ! N'est-il donc pas permis à un vieillard de dire la vérité ? Oui, je me sens encore la vigueur d'esprit nécessaire pour la dire, pour la soutenir, quoique touchant à la fin de mon seizième
lustre. Mais je serais réduit à ce triste résultat de la
vieillesse, à la décrépitude, que mes travaux, que la
manière honorable avec laquelle j'ai parcouru la
carrière médicale, devraient, ce me semble, m'at-
tirer des égards et non des outrages. Au reste, il y a
long-temps que j'ai appris à connaître la justesse de
cet axiome de droit : *Summum jus summa injuria*, que
Piron a traduit ainsi :

Oui, c'est un très-grand tort que d'avoir trop raison ;
traduction que je préfère à l'interprétation des juris-
consultes.

Je vais terminer cette première partie de mon ouvrage, en mettant sous les yeux du lecteur deux ex-
traits qui prouvent que j'étais très-fondé dans toutes
les précautions que j'ai prises pour anéantir les traits
acérés que mes adversaires me lancent de toutes
parts.

M. le docteur *Dudon* a publié, en février dernier,
une brochure in-12 de cent dix-sept pages, qui a
pour titre : *Le Père Thomas, ou Entretiens familiers
sur les faux préjugés contre la vaccine.*

Ce médecin a décoré le frontispice de son petit
ouvrage du nom d'un grand personnage (1), d'un
philantrope plus grand encore par ses connaissances
en tous genres que par sa haute naissance. M. *Dudon*
ne pouvait choisir un passe-port plus honorable pour
son écrit, qu'il a cru rendre plus recommandable en
l'annonçant sous l'égide du comité central de vaccine, dont il transmet l'organisation en déclinant le
nom de chacun des membres qui le composent ; et,
pour que le lecteur ne puisse avoir aucun doute sur
ses intentions, M. *Dudon* appuie ses assertions d'un
rapport fait en 1816 par M. *Chaussier*, président du
comité.

Quoique le poids de si grandes autorités soit fort
imposant, je crois cependant, sans manquer au res-
pect que je leur porte, pouvoir me permettre quelques réflexions sur plusieurs assertions hasardées
dans l'ouvrage de M. *Dudon*.

Il est dit, pages 50, 53 et 54 : « Des vaccinés ont
» impunément habité avec des varioleux ; on a tenté

---

(1) M. le duc de La Rochefoucault-Liancourt.

» vainement de leur inoculer la petite vérole, ils ont
» été à l'abri de la contagion générale au milieu d'é-
» pidémies varioliques qui n'épargnaient presque au-
» cun individu. C'est ce que l'on a pu remarquer,
» particulièrement à Paris, en 1818.

» Vainement on voudrait objecter des exemples
» contraires à ces expériences; l'on ne peut citer que
» des faits controuvés ou mal interprétés. »

Les milliers d'épreuves et contre-épreuves des co-
mités de vaccine de Paris avaient été faites un siècle
avant l'existence de ce comité par les inoculateurs
qui avaient obtenu le même résultat. Les vaccinateurs n'ont rien ajouté de nouveau à ce qu'on a fait
avant eux. Il est facile de s'en convaincre par la
lecture des ouvrages écrits sur l'inoculation et de
l'article (*Inoculation*) dans l'Encyclopédie, article
fort bien traité par les médecins anglais, français, etc.
Dire que *la vaccine est un préservatif aussi certain
qu'une première atteinte de la variole*, c'est avancer un
paradoxe insoutenable. Il est démontré par un grand
nombre de faits que la petite vérole survient après la
vaccine; et il n'est pas également certain que la variole attaque deux fois le même individu. Ce cas est si
rare, que beaucoup de praticiens nient même son
existence. D'où je conclus que M. *Dudon*, pour
vouloir trop prouver, ne prouve rien; que ses assertions exagérées et démenties par l'expérience de tous
les jours, contribueraient plus au discrédit de la
vaccine qu'à augmenter le nombre des croyans. Que
M. *Dudon* dise que la vaccine est le meilleur préservatif connu de la variole, je serai entièrement de son
avis, mais je ne le serai jamais quand il avancera
qu'elle est infaillible.

Nul doute que beaucoup d'individus ont été attaqués de la petite vérole en 1818, parce qu'ils n'avaient pas été vaccinés ; mais aussi l'année 1818 est
celle qui a présenté le plus d'exemples de petites véroles survenues après la vaccine.

Il serait aisé de constater la masse générale des
morts pendant le cours de cette année qu'a régné
l'épidémie variolique ; il serait également aisé de distinaire le nombre des individus morts de la petite vérole contagieuse, et de s'assurer s'il s'en est trouvé
un seul qui ait succombé à la petite vérole survenue
après la vaccine. Les médecins chargés de constater
les décès et leurs causes, pourraient faire ce travail
simultanément et très-promptement. C'est d'après
ce tableau qu'on pourrait juger de tous les ravages
qu'elle a faits dans Paris, et qu'on pourrait arriver
aux moyens les plus propres à en arrêter la communication. On saurait aussi s'il y a eu beaucoup de
petites véroles survenues après la vaccine, et enfin,
ainsi que je l'ai dit plus haut, s'il y a eu une seule
de ces maladies suivie de la mort ou même d'accidens graves.

M. *Dudon* continue ses hyperboles en disant,
pour les soutenir, que les exemples contraires à tout
ce qu'il avance sont des faits controuvés ; d'où il résulte que tous les faits de petites véroles survenues
après la vaccine, annoncés par les médecins français, anglais, etc., et que j'ai cités, *sont des faits
controuvés*, ou, en d'autres termes, des mensonges.

La même vérité des faits présentés par M. *Dudon*
se retrouve dans le rapport de M. Chaussier, fait au
comité central de vaccine en 1816.

L'extrait de ce rapport commence à la fin de la

page 55, et se termine à la page 59. Il est entièrement réfuté par la simple lecture : sur cinq pages
qu'il occupe, un seul fait, qui est démontré, et
prouvé faux, en remplit plus de quatre. Si M. *Dudon*
n'a point de base plus solide pour élever son édifice,
il court risque de le voir crouler à la première attaque, et si la vaccine n'a pas de défenseurs officieux
plus véridiques, elle court de grands dangers.

Si je me permets de faire une analyse un peu sé-
vère, mais juste, de quelques passages du petit ouvrage de M. *Dudon*, c'est que je ne doute pas qu'il
a été conçu dans le sein du comité central de vaccine; tout me l'annonce : même tournure dans les
allégations, mêmes répétitions, même assurance
dans les assertions, comme si elles reposaient sur des
vérités mathématiquement démontrées.

Dans le nouveau journal de médecine (cahier
d'avril 1819), on trouve un extrait du procès-verbal
du comité de vaccine de Marseille sagement fait ; les
pages 309, 310 et 311 qui le précèdent, sont écrites
d'un style plus propre à aliéner les esprit contre la
vaccine qu'à lui faire des prosélytes. Le zèle incon-
sidéré du rédacteur de cet article lui a fait dépasser
toutes mesures, celles de l'urbanité, celles de la
logique et celles de la raison ; c'est ce dont le lecteur
va s'assurer par lui-même. M. *Rossat* aurait pu
mieux employer son temps et faire un meilleur
usage de ses talens, si toutefois il en a. Je ne les conteste pas, mais j'en doute d'après son style, qui est
celui de la médiocrité tranchante et dédaigneuse,
pour ne rien dire de plus. Le rapport du comité de
vaccine de Marseille méritait d'être annoncé d'une
manière plus digne et plus noble ; seul, il eut mieux

valu; et il suffirait, pour convaincre les incrédules, s'il en existe ; pour moi je n'en connais point. Je ne conteste pas les faits avancés par le comité, mais les médecins de Marseille sont trop sages pour contester ceux que des praticiens ont dit avoir observés ; et, trop justes pour les juger détracteurs de la vaccine, parce qu'ils rendent un compte fidèle de ce qu'ils ont vu. M. *Rostan* voudra bien trouver bon que je mette sous les yeux du lecteur le gracieux prélude par lequel il annonce le procès-verbal du comité de vaccine de Marseille , afin qu'il puisse juger avec nous combien M. *Rostan* connaît peu les convenances. « Ce n'est pas seulement dans le Midi où les lumières ne sont le partage que de quelques individus , où le reste croupit dans une ignorance d'autant plus invincible, qu'elle est accompagnée de la présomption la plus ridicule ; c'est même dans *le centre de la politesse et de l'instruction*, c'est dans Paris que la pratique salutaire de la vaccine trouve *les antagonistes les plus redoutables*. Qui le dirait ? Des médecins (à la vérité *indignes de ce nom*) contestent à cette méthode sa *vertu préservatrice et osent employer leurs moyens d'attaquer, d saper cette heureuse découverte. Qu'espèrent-ils , ces amis des vieilles routines ?* Feront-ils rétrograder le siècle ? Ignorent-ils que les temps ne reculent pas ? et si jamais les préjugés pouvaient ressaisir leur empire, *serait-ce par hasard la sordide espérance* d'avoir à traiter un plus grand nombre de malades , *qui ferait sourire ces médecins ?* » On pourrait répondre, à plus juste titre, aux déclamations injurieuses des vaccinateurs enthousiastes dont M. Rostan n'est qu'un servile instrument, qu'ils ont eu peur qu'on ne portât atteinte à l'exploitation

de mines si abondantes. Mais loin de nous cet odieux
soupçon ! Au lieu de s'emporter et de s'exhaler contre
des prétendus détracteurs de la vaccine , il fallait les
signaler, décliner leurs noms ; je serais un des premiers à les combattre, non avec des injures , mais
avec des argumens solides appuyés de faits plus solides encore. C'est ainsi que je me suis toujours conduit , et que , particulièrement dans cette circons-
tance, j'ai fait connaître les vrais détracteurs de la
vaccine, et les ai appelés par leurs noms. Pour moi ,
je le répète , je ne connais pas de médecins (dignes
de ce nom) qui aient *osé attaquer et saper* cette heureuse découverte. L'on veut absolument trouver des
détracteurs de la vaccine pour avoir le doux plaisir
de les anathématiser ; ce sont des fantômes que l'on
se fabrique à loisir pour se ménager la gloire de les
combattre avec succès. Quels sont donc ces détracteurs? Quels sont les ouvrages dans lesquels ils attaquent et veulent sapper cette excellente méthode à
laquelle ils contestent la vertu préservatrice de la
petite vérole? Sans doute que M. Rostan nous don-
nera un jour tous ces renseignemens sans lesquels sa
véracité serait furieusement compromise. De ce que
plusieurs médecins ont vu, observé et traité des
petites véroles survenues chez des sujets vaccinés,
et qu'ils ont osé le dire , s'ensuit-il qu'ils aient voulu
tirer des conséquences défavorables , et qu'ils soient
des détracteurs de la vaccine? Je ne cesserai de le
répéter , je ne connais pas dans Paris un seul médecin qui se soit permis d'élever la voix , ou d'écrire
contre la vaccine ; comme le meilleur préservatif de
la petite vérole. Ainsi toutes les excursions de M.
Rostan portent entièrement à faux, en ce qu'elles

sont dénuées de toute espèce de fondement. Notre
Aristarque continue ainsi : « Ne serait-il pas toujours vrai de dire, avec le célèbre professeur *Chaussier*, que ces diverses affections, que ces *éruptions
anomales* qui surviennent quelquefois après la vaccine, et qu'on lui *attribue si gratuitement*, *dépendent
uniquement*, ou *d'une disposition particulière des individus*, ou plus souvent encore *de quelques abus*, *de
quelques erreurs ou accidens* qui ont arrêté la marche
régulière et complète de la vaccine. » Voilà bien les
causes diverses qui s'opposent au succès de la vaccine, et qui donnent naissance à l'invasion de la
petite vérole; ainsi, ces causes n'empêchent pas que
cette maladie, qui en est l'effet, ne soit une vraie
petite vérole ; et de ce que des médecins soutiennent
l'existence de cette petite vérole, loin de les accuser
d'être les détracteurs de la vaccine, il faudrait au
contraire accueillir leurs observations avec reconnaissance et se réunir à eux pour en rechercher et
en paralyser les causes, pour porter la vaccination
au plus haut degré de perfectionnement possible.
Mais ce n'est pas avec des injures, avec des en-
tortillages de raisonnemens faux, et avec des allégations de faits plus faux encore, que l'on peut espérer
de parvenir à un but aussi désirable. Le maître en
a décidé autrement, c'est un devoir aux élèves de
jurer *in verba magistri*. Il plaît à M. *Chaussier* d'appeler de vraies petites véroles, de simples *éruptions
anomales*, et les disciples de le répéter. Voilà comme
tout se passe dans ce bas monde ; malheur à ceux
qui ont assez de courage pour protester contre de
tels abus; cependant nous sommes dans le siècle des
lumières et de la philosophie !

4 *

OBSERVATIONS PRATIQUES

SUR

LA PETITE VÉROLE NATURELLE,

SUR LA PETITE VÉROLE ARTIFICIELLE,

ET SUR LA VACCINE.

Observationes sunt vera fundamenta exquibus in arte medica, elici possunt veritates, etc.
Præfat. ad observat. WEPPERI.

LA PETITE VÉROLE a subi le sort de plusieurs autres maladies, fléau du genre humain: elle détruit, mutile, ou défigure les individus qui en sont malheureusement attaqués. Elle a exercé la plume des savans, elle a donné lieu aux disputes, elle a fait naître différens systèmes ; et il s'est écoulé un temps considérable avant qu'on ait pu retirer quelque avantage de toutes ces discussions. En effet, ce n'est que depuis quelques années seulement, que les ténèbres qui environnent cette matière paraissent se dissiper en partie, et nous en sommes redevables au travail opiniâtre d'un petit nombre de médecins vraiment éclairés qui, en rejetant les principes admis jusqu'à eux, leur en ont substitués d'autres uniquement fondés sur l'observation la plus exacte, et en ont formé la base d'une pratique plus heureuse. *Sydenham* est le premier qui, dans le traitement de la petite *vérole*, s'écarta de la route frayée; mais les préceptes qu'il donna, quoique justifiés par une longue expérience, ne furent admis que progressivement. Ce n'est pas avec rapidité que les vérités les plus utiles s'introduisent parmi les hommes; l'ignorance et le préjugé d'une part, la prévention et le faux amour-propre de l'autre, leur présentent une foule d'obstacles, et elles ont encore besoin, pour être accueillies, des efforts réunis de plusieurs hommes frappés de leur clarté. C'est ce qui est arrivé à l'égard des principes établis par l'auteur que nous venons de nommer. Apres lui, plusieurs médecins agissant avec la bonne foi, qui devrait être l'apanage de tous ceux qui courent la carrière des sciences, ont reconnu l'utilité de ces principes, les ont vantés, les ont appuyés sur de nouveaux fondemens que leur propre expérience leur avait fournis, et sont enfin venus à bout de détruire en partie des erreurs trop funestes et trop généralement répandues. Cependant, malgré cela le traitement de la petite vérole n'est pas encore tellement perfectionné dans tous ses points, qu'il ne reste beaucoup de difficultés à lever, beaucoup de doutes à éclaircir, et beaucoup de perplexité pour le médecin appellé à traiter cette maladie : c'est pourquoi l'on a désiré long-temps de voir réaliser les idées de quelques médecins célèbres, pour l'extirper entièrement, en prévenir les dangers, et émousser même son activité, lorsqu'elle est déclarée. Tels sont les avantages inappréciables que nous procure aujourd'hui la vaccine.

Ce projet, enfanté depuis plusieurs siècles par *Jean Agricola*, *Jean Wéhard*, *Ettmuler*, etc., a été renouvelé par un médecin allemand, M. *Knause*, qui a donné vne dissertation ayant pour titre *de variolarum extirpatione*; par *Bœrhave*, et par plusieurs autres dont nous croyons à propos de faire mention.

En 1610, *Claude Chauvel*, médecin de Lyon, publia un ouvrage intitulé : *Chasse vérole des petits enfans*. Son traitement consistait à empêcher les personnes saines de communiquer avec les enfans malades, à leur faire respirer un air pur, et à les purger souvent.

En 1617, *Christophe Cochet* en publia un sous ce titre : *Vrai et assuré préservatif de la petite vérole et de la rougeole*. Son préservatif consistait dans le choix des alimens et d'un air plus pur que celui où était la contagion.

En 1747, *Mead* annonça, dit M. *Paulet*, à tout l'univers, le même spécifique qui avait été si utile contre la peste de Marseille. *Frédéric Golthif-Bear* et *M. Richard* ont soutenu chacun une thèse; le premier en 1762, et l'autre en 1764 à la faculté de Montpellier, sous la présidence de M. *Venel*, dans laquelle ils proposèrent les moyens d'extirper la petite vérole.

M. *Rast*, médecin distingué à Lyon, a proposé également en 1763 ceux qu'on pourrait employer pour délivrer l'Europe de ce fléau. Son mémoire, connu de tous les médecins, fut lu avec applaudissement le 19 juillet de la même année, dans une séance de l'Académie des sciences, belles-lettres et arts de Lyon.

En 1767, M. *Lecamus*, médecin de la faculté de Paris, et connu de tous les savans, composa un mémoire lu à une assemblée particulière de la faculté, dans lequel il proposa aussi différens moyens d'anéantir la même maladie.

Un autre médecin de la même faculté, M. *Paulet*,

publia en 1768 un ouvrage où il indique tout ce qu'on peut mettre en usage pour la bannir totalement de la France.

Rhasès a indiqué des précautions à prendre contre la petite vérole avant son invasion, et des moyens à employer pour la rendre moins abondante lorsqu'elle a paru. « Il faut, dit-il, saigner les enfans et les jeunes gens, non seulement ceux qui n'ont pas encore eu la petite vérole, même ceux qui n'en ont eu précédemment qu'une bénigne légère, surtout dans les mauvaises saisons , et les sujets dont le tempérament y est plus exposé; il ne faut pas attendre la fièvre, ni les autres symptômes de la petite vérole. Il veut qu'on fasse une saignée à ceux qui ont atteint l'âge de quatorze ans ; qu'on applique les ventouses à ceux qui sont au-dessous de cet âge; qu'on rafraîchisse l'appartement qu'ils occupent ; il faut leur donner des alimens capables de les rafraîchir »; il entre à ce sujet dans le plus grand détail, qu'on peut consulter dans le tome 2e. *de l'histoire de la petite vérole par M. Paulet*, page 38 et suivantes. Il ajoute, p. 42: « mais on doit défendre à tous ceux qu'on veut garantir de la petite vérole, le travail, le bain, l'acte vénérien, la promenade, et l'équitation au soleil et à la poussière, les eaux dormantes, les fruits, les légumes brulés ou marqués de rouille. Purgez-les, lorsqu'il sera nécessaire , avec une eau de pruneaux de damas, avec du petit-lait et du sucre; empêchez-les de manger des figues, des raisins, parce que les figues font naître les boutons, et poussent les humeurs superflues à la peau, et les raisins remplissent le sang de flatuosités, d'esprits, et le disposent à la fermentation. Si l'air est mal sain , putride, pestiféré, faites leur laver le visage tous les jours avec de l'eau de Santal et du camphre, cela produira un bon effet, *cum permissione Dei.* « Les pages suivantes roulent, sur l'usage des acides, et sur tous les remèdes qui ont la propriété d'appaiser, de rafraichir le sang et qui l'empêchent de fermenter. Il insiste aussi beaucoup sur les saignées, dont il veut, et avec raison, qu'on proportionne le nombre à la violence des symptômes.

Baillou s'exprime ainsi sur cette matière : « Nous avons vu quelquefois des malades qui étaient sur le point d'avoir la petite vérole sans que nous y pensions (1) ; nous les fîmes saigner et purger comme dans le début de toute autre maladie ; dès le lendemain ou le surlendemain la petite vérole parut, et ils s'en tirèrent beaucoup mieux que bien d'autres chez qui nous n'avions osé débuter ainsi, parce que nous soupçonnions la petite vérole. Il n'est donc pas vrai que le malade s'en tire moins bien pour avoir été évacué dès le commencement, comme le croit le vulgaire. Nous ne finirions pas, si nous voulions citer tous ceux qui ont cette manière de voir sur la nature de la petite vérole, ainsi que sur les moyens de la combattre : elle est, à proprement dire, la seule vraie, et la même chez tous les praticiens, tant anciens que modernes. »

On voit que les deux médecins cités en dernier lieu se sont proposé d'énerver l'activité du virus variolique par le traitement anti-phlogistique ; tel est aussi celui qu'a suivi et conseillé *Boerhave* dans les

(1) Il y a peu de praticiens qui n'aient été dans le cas de faire la même observation.

mêmes vues; si *Sydenham*, dit *Vanswieten* son com-
mentateur, éprouva mille peines et mille contradictions en Angleterre, tandis que, s'opposant seul au
torrent, il réunissait tous ses efforts pour proscrire
la méthode incendiaire, généralement suivie dans le
traitement de la petite vérole, l'illustre *Boerhave*
n'eut pas moins à souffrir parmi les Hollandais,
lorsqu'on le vit mettre en usage, pour guérir cette
maladie cruelle, des moyens diamétralement oppo-
sés à ceux qu'on avait employés jusqu'alors ; il ne
faut que lire son Aphorisme, 1388, et les suivans,
pour juger combien il avait de confiance dans les remèdes propres à combattre l'inflammation, combien
en même temps il était convaincu qu'ils étaient capables d'énerver considérablement le virus variolique ; et voici comment s'exprime *Vanswieten* à la
fin du commentaire qu'il fait de son aphorisme 1395:
« Puis donc que la méthode de traiter la petite vérole
par les moyens destinés au traitement des maladies
inflammatoires, a été tant de fois suivi d'un heureux succès ; c'est avec raison sans doute que *Boer-*
have l'a recommandé si fort dans la première période
de la maladie qui est accompagnée de frissons, de
fièvre aiguë, d'une chaleur excessive et continue, de
cardialgies, de douleurs vives à la tête, au dos, dans
les membres, etc. Car on a lieu d'espérer par-là que
toutes les pustules se termineront par la résolution,
ou du moins qu'on n'en aura qu'un très-petit nombre en suppuration ; ou s'il arrive que le caractère
trop mauvais de la petite vérole rende cette espérance vaine, le traitement indiqué produira néanmoins cet effet de faire parcourir à la maladie toutes
ses périodes avec moins de fureur, de rendre plus

doux les symptômes les plus graves, tels que le délire, la stupeur, l'obstruction du gosier, la chaleur
brûlante, et de mettre par-là le malade en état de
résister plus long-temps à de si grands maux, ou enfin de les surmonter heureusement; ce qui est constaté par plusieurs observations très-sûres. Mais il y
a plus, *Boerhave* considérant le virus variolique
comme un poison, et raisonnant par analogie, a
présumé qu'il n'était point impossible de trouver
son antidote, comme on peut aisément s'en assurer
en lisant ses Aphorismes 1389, 1390, 1391 et 1392.
Il a même été jusqu'à avancer que quelques heureux
succès déjà obtenus devaient le faire chercher dans
l'usage combiné des antimoniaux et des mercuriaux,
et *Vanswieten* donne une nouvelle force au texte de
son auteur, en rapportant quelques observations qui
seraient décisives (1), si on pouvait y ajouter une foi
entière. »

Antoine Petit, mon illustre maître, prétendait
que l'éruption de la petite vérole était une maladie
inflammatoire qui se terminait par la suppuration,
et que, pour la prévenir, il fallait avoir recours aux
boissons délayantes acidules, aux évacuans, en un
mot au régime antiphlogistique, et le tout *servatis
servandis*. Sydenham, avant *A. Petit*, regardait la

---

(1) Tom. 2, pag. 508, Comment. *Boerh.* ; Apho-
rism., tome 5, pag. 50, 62. *Vanswieten*, après avoir
exposé ses propres observations, rapporte celles de
Sydenham sur la réalité des petites véroles sans éruption. *Medicus* propose aux mêmes fins, celles d'énerver,
même d'avorter l'éruption variolique, les délayans, les
acides, les évacuans, le quinquina, etc.

petite vérole comme une vraie fièvre inflammatoire, et chaque pustule comme un phlegmon.

Après ces citations, que j'ai cru nécessaires, je finis par faire observer qu'on annonçait, il y a plusieurs années, un *spécifique pour arrêter les effets du virus variolique, et réduire à une marche douce, uniforme, cette éruption redoutable, quelle que fût sa complication et quelle que fût sa fureur;* que c'est ce qui engagea la Faculté de médecine de Paris à proposer, en 1774 et en 1776, cette question : *La petite vérole étant déclarée, y a-t-il quelques moyens d'énerver l'activité de son virus ?* qu'elle couronna, dans sa séance publique de 1778, le mémoire de M. *Goutard,* médecin à Villefranche en Beaujolais, en donnant le court exposé de la doctrine qui y est établie, et qu'elle s'expliqua clairement sur le sentiment général de tous les auteurs qui avaient concouru, en disant *que tous (excepté un qui se dit possesseur d'un secret qu'il ne divulguera qu'après avoir obtenu un dédommagement proportionné à l'importance du service) se réunissent sur ce point, qu'il n'est aucun spécifique capable d'énerver l'activité du virus variolique proprement dit ; qu'une telle entreprise est aussi contraire à la nature bien connue de la maladie qu'à l'expérience ; que toute promesse à ce sujet est vaine et illusoire.*

Le projet d'extirper la petite vérole et d'en étouffer le germe dans sa naissance, peut-il donc se réaliser, ou doit-on simplement le regarder comme une chimère ? Cette question cesse d'en être une aujourd'hui ; ce n'est plus un problème à résoudre pour ceux qui recherchent la vérité de bonne foi. Ce projet, qui honore le cœur de ces auteurs, était absolument impraticable, suivant M. *Maret* dans son excellent ou-

vrage sur la variole, et suivant plusieurs autres
médecins également estimables. Mais si tous ces
hommes justement célèbres existaient aujourd'hui,
ils seraient forcés de se rendre à l'évidence, à croire
à la presque infaillibilité de la vaccine.

Quoi qu'il en soit de cette excellente découverte,
le mémoire de M. *Gontard* n'en est pas moins intéressant par les principes d'une saine pratique qu'il
contient. Suivant cet auteur « il ne faut avoir aucun
égard à la petite vérole, parce que son virus est simple, et qu'agissant seul, sa marche est uniforme et
régulière, et se termine toujours sans danger. » Je
ne partage point du tout cette opinion, parce que
l'expérience nous démontre tous les jours que la plupart des fièvres qui suivent ces maladies exanthé-
matiques, dangereuses, même meurtrières, sont des
fièvres humorales dont les émétiques et les purgatifs
sont les vrais remèdes, qui souvent ne dispensent
pas d'avoir recours aux saignées, aux vésicatoires.
et autres moyens que les circonstances déterminent,
et que M. *Gontard* lui-même emploie comme remèdes accessoires; il insiste aussi sur le régime et
sur les boissons antiphlogistiques.

Toutes les méthodes sont bonnes lorsqu'elles sont
justement adaptées aux indications bien prononcées
par la nature; je n'en adopte point d'exclusives,
nulla perpetua præcepta recipit ars medicinalis. Dans les
mêmes règnes épidémiques de petite vérole, j'ai
traité les uns avec des diaphoratiques, des excitans;
je tenais ces malades dans un air chaud, et d'autres
avec des délayans, des rafraîchissans, en un mot
avec un régime antiphlogistique; les fenêtres de l'appartement souvent ouvertes, et tous guérissaient.

Il est vrai de dire que je débutais toujours par des évacuans plus ou moins souvent répétés, quelque fussent la nature de la maladie et la constitution du malade, à moins que quelque obstacle invincible ne s'y opposât. Je me suis constamment bien trouvé de l'usage des évacuans qui, s'ils n'ont point fait avorter tout-à-fait l'éruption de la petite vérole, ont émoussé l'action du virus au point de les amener à une terminaison des plus bénignes ; c'est ce que je me flatte de démontrer par les observations suivantes.

PREMIÈRE OBSERVATION.

La petite vérole manifesta son invasion dans le pensionnat des dames Ursulines de Montargis ; elle commença à exercer ses rigueurs sur la fin de l'automne, 1779. Elle continua pendant tout l'hiver, et ne s'est entièrement éclipsée qu'à la fin du printemps, 1780 (1), ce qui fait une durée d'environ six mois entiers, pendant lesquels il ne se passa pas une semaine, même un jour, qu'il n'y eût quelques varioleuses. Ce Pensionnat était composé d'un grand nombre de jeunes personnes, depuis l'âge de quatre à cinq ans, jusqu'à celui de dix-sept à dix-huit ; les plus jeunes furent les premières livrées aux coups de cette maladie, qui ne fut point meurtrière ; cependant toutes ces petites véroles furent confluentes, accompagnés de symptômes les plus graves et presque tous inflammatoires.

Le 3 avril 1780, une jeune demoiselle âgée de

---

(1) Epoque à laquelle j'ai écrit ce mémoire.

quatorze ans, *non nubile*, tomba malade de la manière la plus brusque ; elle eut un frisson, de courte
durée, à la vérité, mais très-violent et auquel succéda une fièvre encore plus forte : elle se plaignit de
douleurs de tête et de reins très-aiguës, elle éprouva
de fortes envies de vomir, qui à la fin furent suivies
de vomissemens d'une matière couleur de vitriol ;
des serremens cardiaques lui coupoient de temps en
temps la respiration ; le pouls était roide et fréquent ;
enfin elle éprouva successivement tous les symptômes précurseurs de la petite vérole, jusqu'au 5,
qu'une sueur assez considérable ne fit point éva-
nouir entièrement, mais qu'elle mitigea beaucoup.

Le 5, j'aperçus quantité de petits points rouges,
absolument semblables aux piqûres de puces ; il y
en avait beaucoup au visage, quelques-uns sur la
poitrine, et très-peu aux bras ; le pouls était plus
mollet, plus développé et moins fréquent ; les douleurs de tête et de reins étaient absolument dissipées ;
il ne lui restait plus que de la chaleur et de la soif,
qui se soutenaient toujours.

Le 6, les boutons commençaient à poindre et à
se faire appercevoir d'une manière assez sensible
pour enlever toute espèce d'équivoque sur la nature
de la maladie. Tout était dans le même état où je
l'avais laissée, la veille au soir ; mais ce mieux ne
fut pas de longue durée : sur les onze heures de la
même matinée, il lui survint un frisson très-violent
qui produisit une révolution des plus fâcheuses, la
sueur se supprima, l'éruption disparut, pour ainsi
dire, en totalité, huit à neuf boutons exceptés, qui
restèrent çà et là au visage, savoir trois sur la lèvre
supérieure, deux au front et trois sur la joue gau-

che, (*quod notandum*) ; le feu de la fièvre se ralluma, la soif et la chaleur dans les entrailles devinrent plus intenses ; les douleurs de tête et de reins aug-mentèrent, le poulx redevint plus dur et plus fré-quent qu'il ne l'avait encore été, ainsi des autres symptômes dont les progrès s'accroissaient successi-vement. Les boissons délayantes et anti-phlogis-tiques, les lavemens, les pédiluves matin et soir, furent les moyens que je mis en usage, dès la pre-mière invasion de cette maladie, moyens que je né-gligeais depuis deux jours, et que j'administrai de nouveau, le 6 et le 7, avec la plus grande exac-titude.

Le 7, nul changement en mieux ; au contraire, les redoublemens se multiplièrent davantage, la dureté et la fréquence du pouls étaient extrêmes ; j'ai compté jusqu'à cent trente et cent trente-cinq pulsa-tions par minute : la nuit fut orageuse. Même ré-gime humectant et rafraîchissant.

Le 8, même état et quelque chose de pire encore, car je m'aperçus de quelques abbérations, et j'obser-vais que les vaisseaux de la conjonctive commen-çaient fort à s'enflammer. Aussitôt je fis faire une saignée du pied, *largissimo vulnere*, je prescrivis l'usage du petit-lait et de l'eau de veau, ainsi que les lavemens émolliens. Comme, avant de replon-ger le pied dans l'eau, j'avais eu l'attention de faire tirer du sang dans une palette, et que par ce moyen je découvris un *coagulum cœnneux*, dur et racorni, qu'en outre tous les accidens subsistaient avec à-peu-près la même vigueur, je me déterminai à une deu-xième saignée le même soir, et qui fut suivie de syncope : la nuit fut bonne, quatre heures de som-meil rétablirent le calme.

Le 9, le poulx fut plus souple et plus développé,
la langue moins sèche, la chaleur et la fièvre di-
minuées, ainsi que les maux de tête et de reins. Je
me décidai à lui donner un grain de tartre stibié, en
deux doses, à une demie-heure d'intervalle, et qui
suffirent pour produire des évacuations très-abon-
dantes, par le haut et par le bas, d'une bile verte.
La journée se soutint à-peu-près dans le même état,
jusque sur les neuf heures du soir, qu'un redou-
blement survint et agita la malade toute la nuit.

Le 10, la fièvre diminua ainsi que la chaleur, la
malade éprouvait des borborygmes et allait de temps
en temps à la garderobe, effet probablement produit par l'émétique de la veille, que je secondai par
un minoratif qui produisit beaucoup d'effet; les évacuations surpassèrent mon attente, la malade, sans
être superpurgée, en fut affaiblie; cependant elles
ne furent suivies d'aucune espèce de colique. La
fatigue de la veille et celle du jour furent réparées
par un sommeil de sept à huit heures par fractions;
à la vérité.

Le 11, une diminution marquée dans tous les
symptômes; il n'y avait qu'un peu de fréquence
dans le poulx; je diminuai la quantité des boissons
que je changeai, auxquelles je substituai une ti-
sanne légèrement vineuse, et je fis donner une
petite tasse de bouillon gras toutes les deux heures.

Le 12, l'état s'étant amélioré, je rendis ces bouil-
lons un peu plus nourrissans, en les troublant avec
de la crème de riz.

Le 13 et les jours suivans, son mieux se soutint;
Elle avait peu ou point de fièvre, elle se levait tous
les matins sur les dix-heures, elle commençait à se

livrer à ses études, mais elle n'avait point d'appétit; elle n'avait point non plus recouvré son sommeil ordinaire; enfin sans être, absolument parlant, malade, elle n'avait point de gaieté, elle ne jouissait pas de sa santé naturelle, elle éprouvait de temps en temps des malaises, changeait souvent de couleur comme si elle allait se trouver mal.

Depuis l'époque de la disparition de l'éruption, je n'ai plus parlé des huit boutons qui étaient restés *stationnaires* au milieu de tous les accidens; je n'ai point dit qu'ils ont résisté à l'effet de tous les remèdes, sans éprouver une altération quelconque en accroissement ni en diminution; enfin qu'ils sont restés *in statu quo* jusqu'au 2 mai suivant, ainsi que nous allons le voir.

Le 30, la jeune personne s'éveilla avec la tête fort embarrassée, elle se plaignait de douleurs dans tous les membres, un frisson aussi violent que celui de la première invasion lui survint presqu'aussitôt, et suivi d'une fièvre des plus ardentes accompagnée de convulsions d'un *stridor dentium* des plus forts, d'un râle de poitrine semblable à celui qu'éprouve un agonisant. La sueur commença à s'annoncer sur le soir, avec un léger adoucissement dans l'appareil symptomatique qui était des plus effrayans. L'état de faiblesse était tel qu'elle évacuait dans son lit sans s'en apercevoir; le pouls était petit, languissant, et se traînait, pour ainsi dire, comme malgré lui. Le visage était plombé et les yeux presque flétris : tel fut l'état affreux de cette jeune malade pendant près de vingt-quatre heures.

Le premier mai je trouvai la malade dans la même

5

situation ; je lui prescrivis aussitôt une potion cordiale et émétisée dont elle usait par cuillerée, et qui en débarassant toute l'économie animale d'une partie de l'humeur dont elle était surchargée, releva les forces abattues ; les évacuations furent copieuses ; le pouls prit de la consistance, la tête fut bien moins nébuleuse, le jeu de la poitrine se fit plus librement, mais la transpiration qui s'était arrêtée *ne se rétablissait pas* ; toute la journée s'était passée à-peu-près dans le même état ; je me déterminai le soir à faire appliquer deux vésicatoires aux bras, qui relevèrent promptement les facultés vitales , ils provoquèrent une forte transpiration ; la malade fut une partie de la nuit comme dans un bain.

Le 2, peu de fièvre, le pouls bien relevé, la tête parfaitement lucide, la sueur abondante, toute la surface du corps couverte de petits points rouges, et même de quelques petits boutons semés çà et là : les huit boutons qui étaient restés, pour ainsi dire, comme en vedette depuis vingt-six jours, s'animèrent et suivirent le même développement que ceux-ci ; le soir même la fièvre céda, ainsi que tous les autres accidens qui disparurent entièrement ; la jeune malade était, à l'éruption variolique près, dans son état naturel, qui était si différent de celui de la veille , que je lui fis donner le soir même un potage , et, depuis plus d'un mois, elle n'avait point passé une aussi bonne nuit.

Le 3, la malade était gaie , criait à la faim que je satisfis avec circonspection ; la nuit fut également bonne.

Le 4 et les jours suivans, la malade, loin d'affaiblir, acquérait de nouvelles forces. La petite vérole,

quoique confluente, se passa dans l'ordre, et avec
tous les symptômes de la plus grande bénignité ;
elle n'éprouva plus le moindre accident, pas même
de fièvre à l'époque de la suppuration : les boutons
étaient larges et plats, ils se confondaient ensemble de
manière que son visage n'était qu'une seule croûte
qui formait masque, mais dont elle ne fut point
du tout marquée.

Cette observation donne lieu à beaucoup de réflexions à la fois ; 1°. on y voit que, dès les premiers
jours de l'invasion de cette maladie, je n'ai eu d'autres
intentions que celles de réfréner l'activité du virus
variolique, que je ne me suis occupé qu'à diminuer
l'effervescence ; le bouillonnement des liqueurs qui
était considérable ; 2°. que mon traitement antiphlogistique, le seul indiqué par l'orgasme où étaient les
humeurs, peut cependant avoir donné lieu à la disparition de l'éruption variolique, et à tous les accidens qui en sont dérivés ; 3°. que j'aurais dû avoir
l'attention, dès le soir même, d'administrer les moyens
curatifs que je n'ai mis en usage que le surlendemain ; qu'en y mettant la même activité dès cette
époque, j'aurais pu énerver, même anéantir le virus variolique ; 4°. que les huit boutons qui sont restés stationnaires pendant vingt-cinq à vingt-six jours, jusqu'à ce qu'une nouvelle ébullition des liqueurs soit
venue les fermenter, présentent un argument bien
fort en faveur de la possibilité d'étouffer, de prévenir l'éruption variolique ; 5°. que si, plus attentif aux mal-aises auxquels a été constamment
livrée la jeune malade dans l'intervalle des deux
invasions, j'eusse insisté davantage sur l'usage
des purgatifs ; j'aurais à coup sûr détourné le

second orage ; 6º. que quoique j'eusse considéré cette malade comme convalescente, malgré la présence de ces huit boutons que je n'aurais pas dû perdre de vue; que cette erreur m'en a fait commettre une autre, celle de l'avoir inconsidérément confiée aux soins de la nature, chez laquelle heureusement il restait encore assez de forces pour favoriser le travail de l'éruption; que les premières voies étaient surchargées d'une si grande quantité de matières saburrales, que probablement, sans les évacuations abondantes, la malade aurait infailliblement succombé sous l'énormité de leur poids.

De toutes ces réflexions pratiques, on peut conclure la possibilité d'éluder l'éruption de la petite vérole : les observations suivantes vont donner une nouvelle force à cette assertion.

DEUXIÈME OBSERVATION.

Le 15 mai même année, Mlle. R....., âgée de 17 ans, d'une forte constitution, est tombée malade; dans la nuit du 14 au 15, de violentes douleurs d'estomac, des maux de cœur l'ont arrachée au sommeil. La fièvre, précédée de quelques horripilations, s'est annoncée d'une manière forte; le pouls était lourd et très-embarrassé; la malade se plaignait aussi de maux de reins, de douleurs de tête; elle eut quelques nausées qui furent suivies de fréquens vomissemens d'une matière bilieuse, et teinte de sang en assez grande quantité : une affection comateuse fut aussi du cortége symptomatique, etc. Telle fut l'invasion de cette maladie qui me détermina à prescrire sur-le-champ une saignée du pied; les boissons délayantes, les lavemens émolliens, etc. La nuit fut moins orageuse que la précédente.

Le 16, je trouvai le pouls meilleur, le mouvement artériel dégagé et la tête plus nette; je lui donnai un grain de tartre stibié en deux verres, malgré quelques stries de sang qui avaient paru la veille dans ses vomissemens. La même matinée je lui fis prendre deux onces de manne dans un verre d'une forte décoction de pissenlit; je fus satisfait de l'effet du minoratif et de l'émétique, quant à la quantité, qui fut assez abondante, et quant à la qualité, parceque je n'y aperçus point la moindre strie de sang; le soir il survint plusieurs exacerbations qui rendirent la nuit mauvaise.

Le 17, peu de fièvre, peu de fréquence, il y avait toujours de la chaleur, de l'agitation produites nécessairement par l'orgasme, par l'ébullition des humeurs: le soir et la nuit furent moins tranquilles que la journée.

Le 18, les variations du pouls étaient fréquentes, une petite moiteur paraissait pour se dissiper aussitôt; l'éruption suivait la même marche, elle se montrait et s'éclipsait peu de temps après; tantôt on voyait paraître visiblement de petits boutons, tantôt on ne voyait plus rien: cette alternative d'apparition et de disparition donnait lieu à de fréquentes variations du pouls, à des mouvemens fébriles plus ou moins forts, à des malaises continuels, à des anxiétés précordiales qui la mettaient dans un état de langueur fort désagréable, au point qu'elle se trouvait mal à chaque instant; son visage était couvert d'une pâleur chlorotique: elle traîna ainsi cette fausse convalescence jusqu'au 4 juin (quinze jours après la première époque), que tout l'appareil des symptômes varioliques se déploya dans sa plus grande vigueur.

Le 4 juin, un frisson violent précéda une fièvre très-forte, accompagnée de chaleur brûlante et d'une soif inextinguible ; des oppressions, des envies de vomir se firent sentir fréquemment : à toutes ces angoisses succédèrent des vomissemens, des douleurs lancinantes dans tous les membres, surtout aux articulations et dans la région lombaire ; enfin tous ces symptômes furent appaisés le soir par une sueur abondante qui survint et qui favorisa complètement l'éruption d'une petite vérole discrète.

Le 5, plus d'accidens d'aucuns genres, pas même de fièvre ; les boutons, parsemés çà et là et en très-petite quantité, ont suivi la marche ordinaire à cette espèce de variole.

Après avoir traité ces deux jeunes malades, j'ai eu occasion de donner, dans ce même mois et le mois suivant, mes soins à quatre autres, chez lesquelles j'ai réalisé la possibilité d'éluder l'éruption variolique que j'avais plus qu'entrevue chez les deux précédentes. La première de ces jeunes personnes avait onze ans, elle fut saignée du pied, prit un grain de tartre stibié quatre heures après la saignée, et qui l'évacua considérablement ; le lendemain matin un minoratif, que je répétai de deux jours l'un pendant dix jours, ensuite tous les cinq jours, et pour boisson de l'eau de chiendent nitrée et édulcorée d'une once de sirop violat par pinte.

La deuxième, âgée de huit ans, fut saignée deux fois du bras dans le même jour, le lendemain purgée convenablement ; les évacuations furent copieuses :

tous les trois jours,elle fut ainsi évacuée avec succès ;
sa boisson était le petit-lait. J'ai été forcé, pour
une douleur de tête qui était survenue, de recourir
à l'application d'un vésicatoire à la nuque, et d'en
soutenir la suppuration le plus long-temps possible;
la douleur de tête s'est dissipée, et il n'y a pas eu
d'éruption variolique.

La troisième, âgée de cinq ans, fut émétisée avec
un grain de tartre stibié partagée en deux doses : une
seule, qui faisait un demi-grain, a suffi pour l'évacuer suffisamment, et tous les deux jours je la pur-
geai avec deux verres des eaux de Sedlitz, six
jours après je lui fis prendre une médecine convenable à son âge et à ses forces, qui produisit l'effet
désiré; sa boisson ordinaire était le petit-lait clarifié
et édulcoré, avec une once de sirop violat par pinte.

La quatrième enfin, âgée de douze ans, fut
saignée du pied le matin, et d'une manière co-
pieuse; dans le milieu de la nuit, au moment de la
détente, elle prit deux grains d'émétique noyés
dans quatre verres d'eau, dont elle ne prit que deux
qui lui firent rendre quantité de matières glaireuses
et vermineuses ; le surlendemain, même répétition
de l'émétique pris de la même manière et même effet ; les évacuations furent également abondantes.
Je la repurgeai encore quatre fois en quinze jours,
avec de doux minoratifs. Cette jeune personne était
fort pléthorique; elle avait grand besoin de l'usage
des émético-cathartiques qui lui produisirent le
meilleur effet, et dont l'absence de la petite vérole a
été le résultat.

J'ai cru inutile d'entrer dans le détail minutieux des
symptômes qui appartenaient à chacune de ces ma-

lades; j'ai voulu éviter des redites continuelles, parce
que la plupart des symptômes étaient à peu près les
mêmes, et qu'ils ne différaient que par le plus ou
le moins d'intensité; mais toutes les quatre réunissaient en particulier les symptômes les moins équi-
voques de la petite vérole, jusqu'à avoir l'éruption
commencée : ces quatre jeunes malades furent les
dernières que j'ai vues à cette époque dans le
pensionnat. J'ai observé, en général, que toutes
les personnes auprès desquelles je n'étais pas appelé
à temps, où chez lesquelles l'ardeur de la fièvre, la
rapidité successive des autres symptômes et de l'éruption, ne me permettaient pas l'administration de ces
moyens, avaient presque toujours une petite vérole
confluente de la plus mauvaise espèce; et qu'au
contraire, appelé assez à temps pour employer un
traitement méthodique et calqué sur la nature des
symptômes, la petite vérole était constamment discrète et bénigne.

Je vais confirmer ces vérités pratiques par les observations suivantes. Le traitement de la petite vérole
doit être en général simple et varié, suivant les circonstances; simple lorsque cette maladie s'annonce
avec des signes précurseurs de bénignité; varié d'a-
bord à raison de l'âge, de la constitution de l'individu et des accidens qui accompagnent la maladie
ou qui surviennent au malade, accidens qui exi-
gent des secours relatifs à leur nature, à la complication qu'ils ajoutent à la maladie, enfin des secours
qu'on ne peut obtenir d'une méthode exclusive. Tel
est l'exemple que nous offre le sujet de l'observation
qui suit :

M. le président Gilbert de Voisins, âgé de quarante-deux ans, d'une constitution lymphatique, éprouve tous les symptômes précurseurs les plus graves de la petite vérole, le 5 juin 1785, à son château de Bellegarde.

Mon premier soin, en arrivant auprès du malade, fut de m'occuper de son moral avant de traiter son physique : la mort de M. son père, au même âge et de la même maladie, lui en avait donné une frayeur indicible et telle, que j'eus beaucoup de peine à le tranquilliser ; enfin j'y parvins.

Après m'être assuré que c'était une petite vérole confluente que j'avais à traiter, je prescrivis les boissons que je jugeai les plus convenables pour diminuer l'effervescence des liqueurs, la chaleur brûlante de la fièvre, enfin pour mitiger la violence des symptômes dans le détail circonstancié desquels je crois inutile d'entrer, ne voulant traiter que des moyens thérapeutiques. Je saisis le premier moment de bonace pour évacuer le malade avec un émétique qui produisit tout l'effet désiré. Je traçai ensuite le plan de conduite, qui consistait dans l'usage des toniques, des cordiaux, en un mot, dans un régime échauffant, les boissons légèrement diaphorétiques, quelques cuillerées de vin généreux de temps en temps, le malade tenu chaudement dans son lit ; telle fut la marche que j'ai suivie avec succès pour favoriser l'éruption qui se faisait parfaitement jusqu'à l'époque de l'arrivée de son médecin de Paris, que lui envoyait sa famille.

Pour me faire entendre, je crois devoir dire que je voyais M. le président deux fois par jour, le matin sur les cinq heures, et le soir sur les sept heures ; que le 8 juin, et le troisième de l'éruption, qui était

complète, le médecin (M. *Cosnier*) arriva, et aussitôt de changer en son entier mon plan curatif ; il
fit sortir le malade de son lit, le plaça dans un salon
excessivement grand, les croisées ouvertes : quoique
ce fût dans le mois de juin, l'air était froid et humide. Il substitua aux cordiaux et aux diaphorétiques que j'avois prescrits, l'eau de poulet et le petit-
lait, en un mot tout fut changé.

Le soir, en arrivant, je trouve mon malade levé,
tout frissonnant, quoique ayant la peau brûlante ;
se plaiguant d'un malaise général, de douleurs de
tête, n'aspirant qu'après son lit où je le fis mettre
aussitôt. Là je l'examine avec attention, et j'observai
que l'éruption avait fait des pas rétrogrades, que les
boutons dont la base était rouge, la pointe arrondie
et saillante le matin, n'étaient plus les mêmes,
qu'ils s'applatissaient, qu'ils s'affaissaient, qu'ils
avaient une teinte jaune. Tout ce changement en
mal s'opéra en douze ou quatorze heures au plus.

Je me bornerai à dire que le résultat de la conférence qui eut lieu entre M. *Cosnier* et moi, fut de
rétablir le même traitement auquel je fus obligé
d'ajouter l'usage du kina, l'application des vésicatoires et d'autres moyens que je variais suivant la
nature des accidens qui se succédaient, ainsi que
nous en étions convenus avec M. *Cosnier*, avec lequel je correspondais. Je dois à la mémoire de ce célèbre médecin la justice de dire que sa loyauté fut
telle qu'il convint qu'il avait pris une fausse route ;
et nous conservâmes une liaison intime jusqu'à la
fin de sa vie. Je cite avec plaisir cet exemple, à raison de son extrême rareté. Le malade triompha
malheureusement de cette cruelle maladie ; j'ajoute

malheureusement, parce que ce vertueux magistrat
fut une des honorables victimes de la révolution.

Le mois de juillet suivant, M. Gilbert son fils, et
Mlle. sa fille, aujourd'hui madame la comtesse
d'*Osmond*, furent affectés vivement de la même maladie et traités par la méthode rafraîchissante anti-
phlogistique, et ils guérirent.

Deux épidémies qui attaquèrent simultanément
treize communes, viennent donner de nouvelles
forces à ce que je viens d'exposer sur les avantages
inappréciables des évacuations pour, sinon préserver de l'éruption de la petite vérole, au moins pour
la rendre discrète et douce.

Au milieu de l'automne de 1779, treize communes (1) furent attaquées à la fois de dyssenterie et de
petite vérole : cette dernière maladie était grave et
dangereuse, lorsqu'elle précédait la dyssenterie; mais
lorsque celle-ci gagnait de vitesse, la petite vérole
était discrète et bénigne. Je me rappele qu'en faisant une visite générale et la dernière pour constater
le nombre des convalescens, et leur distribuer les derniers secours alimentaires, jamais je ne fus plus
étonné que de trouver deux cents varioleux dans la
seule commune de *Vymori*, dans le nombre desquels,
les uns étaient en pleine convalescence, et les autres, dans le fort de la suppuration de la petite
vérole : chez la plupart, l'exsiccation était avancée;

---

(1) Chevillon, Migneurs, Mormant, Tronsoy, Ou-
zouet-les-Charges, Ponne, Saint-Hilaire, Saint-Mau-
rice-sur-l'essard, Thymori, Varennes, Villemendeur,
Villemouliers, Vymori.

enfin tous avaient eu deux mois auparavant la dyssenterie, et tous eurent une petite vérole discrète, dont ils guérirent malgré la rigueur de la saison (on était à la fin de janvier.)

Sydenham est le seul auteur que je sache qui ait fait mention de la petite vérole dyssenterique; mais la description qu'il en fait (pages 104, 105; 183 *constitutio epidemica annorum* 1667, 1668, 1669) est tout à fait différente de celle dont je parle, les symptômes qu'il décrit sont atroces ; ils se compliquent à la fois, c'est-à-dire, qu'il y avait, pour ainsi parler, conflit de symptômes dont le principal siége était dans les entrailles et dans le tube intestinal, où l'humeur variolique exerçait ses ravages, au lieu que dans celle dont je ne dis que deux mots, *per transennam*, et dont je donnerai l'histoire par la suite, c'est la dyssenterie qui précédait la petite vérole, et qui, loin d'aggraver cette maladie, avait au contraire comme disposé les corps à la recevoir de la manière la plus favorable.

Le nombre des individus attaqués de ces deux maladies s'élevait à sept cent quatre-vingt-trois ; il en était mort cent un avant ma première visite, dans laquelle j'en trouvai vingt-un *in extremis*. Pendant le cours de ce règne épidémique, qui a duré trois mois, il en a péri quarante-neuf, ce qui fait un total de cent cinquante morts, dans le nombre desquels il y a eu cent trente-un enfans, nombre trop considérable sans doute, mais dont la raison est très-facile à saisir. Elle n'a point échappé à la profonde sagacité du fondateur de la médecine, qui en fait une mention expresse dans ses pronostics. En effet le tissu lâche, tendre et délicat des enfans n'offre aucune résistance à une matière âcre qui a bientôt pénétré l'intérieur de leurs entrailles, corrodé la membrane muqueuse de leurs intestins, et dont les progrès sont des plus rapides. Ajoutons en outre qu'il est très-difficile, même souvent impossible de vaincre leur indocilité, pour leur porter aucun secours.

Il est juste de faire remarquer que l'épidémie dyssenterique était bénigne *per se* et qu'elle est devenue meurtrière par des secours mal entendus, par un régime incendiaire, car de tous les malades qui se sont livrés avec docilité à des secours bien dirigés, il n'en est pas mort un seul : il est vrai de dire aussi qu'il fallait cependant que la petite vérole eût plus de bénignité, puisque du même nombre de malades également abandonnés aux seuls soins de la nature, il n'en est mort que quatre ; il est bon d'ajouter en outre que ce sont presque tous les dyssenteriques qui ont eu la petite vérole dont ils ont été très-peu malades et encore moins marqués, et que pas un seul n'avait reçu les secours de la médecine.

Cette double épidémie vient fortement à l'appui des observations précitées, qui toutes sont concluantes en faveur de l'usage des évacuans pour faire avorter la petite vérol dès le principe de son invasion, ou au moins pour la rendre discrète, bénigne, et presque sans boutons. *Sydenham*, qui avait pris la nature pour guide, fait mention de petites véroles sans éruption ; *Boerhave* appelle *morbus variolosus sine variolis* la petite vérole qui, après avoir présenté tous les signes précurseurs de cette maladie, se termine par des évacuations alvines.

De tout ceci, je suis fondé à conclure que cette épidémie variolique a dû toute sa bénignité à l'épi-

démie dyssentérique qui l'avait précédée, et que les
évacuations alvines sont indiquées par la nature
elle-même, comme des moyens préparatoires prophilactiques, et même thérapeutiques, sinon pour
anéantir entièrement la petite vérole, au moins pour
en prévenir les suites désastreuses, et lui donner un
caractère de bénignité qui en émousse les coups, de
manière qu'au lieu d'une petite vérole confluente,
il en résulte une petite vérole discrète qui marque
peu ou point du tout.

De l'Inoculation.

La petite vérole artificielle ou l'inoculation procurait ces mêmes avantages, elle procurait presque
toujours ce caractère de bénignité à ceux qui se sou-
mettaient à cette méthode, parce qu'elle donnait au
médecin la plus grande latitude pour le choix de
l'âge, du temps, de la saison, des circonstances les
plus favorables, et des moyens préparatoires qu'il
jugeait les plus propres à obtenir un plein succès :
voilà le bon côté de l'inoculation.

Diemsdale et plusieurs autres médecins anglais
préparaient leurs malades avec des boissons délayantes, des minoratifs répétés plusieurs fois, des
pilules mercurielles, un régime exact, et de cette
méthode qu'ils employaient dans la petite vérole naturelle, comme dans l'artificielle, il résultait peu ou
point d'éruption, mais presque toujours des petites
véroles discrètes.

Jouberthou, inoculateur de la famille royale, après
avoir ainsi préparé Louis XVI, Louis XVIII et
M. le comte d'Artois, inocula ces princes le 11

juin 1774 ; et avec le plus grand succès ; l'éruption
fut légère, ils eurent peu de boutons ; si peu, qu'à
Paris, où l'on est fécond en bons mots, on disait
que la famille royale avait une petite vérole de *deuil*,
parce que Louis XV venait de mourir le mois précédent.

Le même *Joubertkou* inocula, en avril 1785, M. le
duc d'Angoulème et M. le duc de Berri ; mêmes préparations, mêmes succès ; la petite vérole fut également discrète et bénigne. Voilà un exemple remarquable, voilà encore un bon côté de l'inoculation
qui semble mettre à l'abri de toutes atteintes de récidives de petites véroles confluentes ; mais des faits
particuliers déposent le contraire.

Comme je viens de citer plus haut des faits les plus
authentiques, connus de tout le monde et entièrement en faveur de l'inoculation, je crois maintenant
devoir en exposer quelques-uns qui me sont également connus, même plus particulièrement, et par
lesquels je démontre que cette méthode n'est point
exempte des inconvéniens les plus graves, quoiqu'en
aient pu dire les enthousiastes inoculateurs, comme
sont aujourd'hui les enthousiastes vaccinateurs
qui ne veulent point admettre la possibilité de l'invasion de la petite vérole chez les vaccinés.

PREMIER FAIT.

M. le président *d'Héricourt*, inoculé par *Tronchin*
en 1756, tomba malade de la petite vérole en 1777,
dans son château du Boulay, près de Nemours,
où M. Darcet son médecin à Paris, fut appelé pour
son état variolique ; ce qu'il fit en effet avec une

grande précision. L'histoire de cette petite vérole, par M. *Darcet*, est insérée dans le journal de médecine, cahier du mois d'avril 1778.

DEUXIÈME FAIT.

En 1781 un fils de M. de Cossé, duc de Brissac, âgé de quatre ans et demi, succomba à une petite vérole inoculée par un homme très-habile (M. *Trioson*), malgré toutes les précautions sages que ce médecin avait prises pour le disposer à un succès favorable.

TROISIÈME FAIT.

En 1771 madame *Fraisse*, au château de Bazoches, près la ville de Sens, ayant été inoculée à l'âge de six ans, fut attaquée à celui de vingt-sept, étant grosse de huit mois, d'une petite vérole confluente de la plus mauvaise espèce ; je la vis pour la première fois le 17 janvier 1781. Je la trouvai dans le fort de la suppuration, avec des douleurs pour accoucher. Je l'aidai dans son travail, qui ne fut pas long, et dont le résultat fut la naissance d'une petite fille très-chétive, couverte d'une petite vérole confluente en pleine suppuration, comme celle de la mère, et à laquelle elle succomba quarante-huit heures après sa naissance. La mère eut des suites longues et fâcheuses, dont elle triompha avec le temps et les soins qui lui furent prodigués.

QUATRIÈME FAIT.

En 1789, madame de *Fleurigny* m'amena, au printemps, son fils unique, pour l'inoculer, ce que je lui avais refusé plusieurs fois à cause de la faiblesse de son enfant; elle me sollicita avec des instances plus pressantes que jamais, elle loua une campagne auprès de Montargis, enfin je fus obligé de céder, non sans la prévenir de l'extrême danger auquel elle allait l'exposer. Il est bon d'observer que cet enfant provenait d'un père fort avancé en âge, qu'il avait la tête d'un vieillard sur laquelle tous les signes de la vétusté étaient empreints, en un mot que cet enfant, âgé de six ans, était extrêmement délicat. Enfin, après avoir fait part de mon pronostic à la mère, je disposai cet enfant par des préparations que je jugeai les plus convenables à son âge et à sa faible constitution. Je lui fis quatre piqûres qui prirent complètement, et dont le résultat fut une affection comateuse des plus alarmantes, qui commença le troisième jour et ne se termina que le onzième, en sorte que, pendant huit jours, l'on s'attendait à chaque instant à le voir expirer; il ne dut son salut qu'à l'application continuelle et successive des vésicatoires dont je le fis couvrir depuis la nuque jusqu'à la plante des pieds: tout son corps n'était qu'une plaie. Je le mis aussi à l'usage des cordiaux, du vin de kina, etc.

En 1807, j'eus encore la main forcée pour une jeune personne excessivement délicate, fille unique de M. Colson, directeur de l'enregistrement, âgée de sept à huit ans, que je refusai également d'inoculer, et que je voulais envoyer à Paris comme le précédent; mais le père me donna de si bonnes raisons pour ne pas faire ce voyage, que je fus encore obligé de céder. Après les préparations ordinaires et conformes à l'état de faiblesse de cet enfant, je ne

lui fis que deux piqûres dont l'action fut lente t
l'éruption ne commença à poindre que le quatrième
jour, mais ensuite elle fit des progrès étonnans, et
fut si complète, que, de ma vie, je n'ai vu ni
avant, ni après cette époque, une petite vérole confluente aussi intense et accompagnée d'une fièvre
aussi forte et aussi durable, avec des exacerbations
aussi fréquentes. Les boissons délayantes, acidules, le
régime anti-phlogistique, vinrent à bout de terminer heureusement cette cruelle maladie. Je ne dois
pas oublier de dire que j'avais eu l'attention d'extraire le virus variolique, pour l'un comme pour l'autre, de sujets qui avaient une petite vérole discrète et
bénigne, et que ce choix n'a pas été suivi d'un succès plus heureux, ce que je crois devoir attribuer à
la mauvaise qualité des humeurs et à la faiblesse
extrême de ces individus.

A ces faits je pourrais en ajouter beaucoup d'autres
analogues, mais je pense que ceux-ci sont bien suffisans pour démontrer que l'inoculation est accompagnée et suivie souvent des accidens les plus graves,
et que la vaccination bien faite et sagement dirigée
n'est susceptible d'aucun de ces inconvéniens, que
par conséquent il n'y a pas de comparaison à faire
de l'inoculation à la vaccine, et que les avantages
inappréciables de celle-ci doivent l'emporter sous
tous les rapports.

DE LA VACCINE.

GRACES IMMORTELLES soient rendues au génie obser-vateur de *Jenner*, qui, prenant la nature sur le fait, lui arracha un secret qu'aucun autre avant lui n'a-vait pu pénétrer. Cette découverte du savant méde-cin anglais n'est pas d'une date ancienne; il y a aujourd'hui vingt-trois ans, jour pour jour (j'écris ceci le 14 mai 1819), que le docteur *Jenner* a fait la première expérience sur la vaccine. Elle n'a été con-nue en France qu'au commencement de ce siècle; c'est à la philantropie de M. le duc *de la Rochefou-cauld*, que nous sommes redevables de ce bienfait inappréciable.

L'inoculation fut pratiquée de temps immémorial; elle doit son origine également au hasard, et, de plus, à la cupidité des Arméniens par le commerce honteux à l'humanité des femmes de Géorgie et de Circassie. La tradition à Constantinople est que l'ino-culation vient des pays voisins de la mer Caspienne; elle est connue depuis les temps les plus reculés, aux Indes, à la Chine, sur les côtes d'Afrique, en Bar-barie, en Egypte, etc., etc.; en un mot, après avoir parcouru tout le globe, elle est venue en Angleterre, et de là en France, où elle n'a pas régné un demi-siècle.

En Angleterre, elle eut pour amis chauds de fa-meux médecins, les docteurs *Stawé*, *Fuller*, *Arbuthnot*, *Jurin*, *Mead*, *Lobb*, etc.; mais elle eut aussi des en-nemis redoutables.

6 *

En France, ce fut M. *de la Condamine* qui l'introduisit; il lut plusieurs mémoires à l'Académie des sciences, entre autres un à l'assemblée publique tenue le 24 avril 1754, qui réveilla l'attention de tous ses auditeurs sur l'inoculation que le célèbre M. *Tenon*, mon vénérable compatriote et ami, pratiqua le premier, en 1755, sur la personne de M. le chevalier de *Chastellux*, âgé de vingt-deux ans. Ce jeune chevalier fut donc le premier français qui se livra avec courage au succès hasardeux de cette nouvelle méthode. Son exemple fut suivi avec le même courage par Mgr. le duc d'Orléans; les enfans de ce prince furent confiés à *Tronchin*, qui les inocula, en 1756, avec le même succès que M. *Tenon* avait obtenu l'année précédente. Enfin cette méthode a été accueillie avec enthousiasme dans toutes les classes de citoyens. Ensuite de grands inconvéniens et quelques malheurs l'ont jetée dans le discrédit auquel la découverte de la vaccine est venue mettre le comble. Hé bien! cette méthode, d'une antique origine, et dont le nom de l'auteur est absolument ignoré, a exigé plus de trente années d'expérience, d'épreuves et de contre épreuves, pour parvenir au degré de perfectionnement où elle était lorsque la découverte de la vaccine est venue la réduire au néant.

L'origine de la vaccination n'ayant pas encore vingt-cinq ans de date, celle-ci exige de nouveaux efforts, de nouvelles recherches et de nouvelles expériences, pour arriver au dernier degré de perfectionnement dont elle peut être susceptible, et en assurer le succès d'une manière invariable; mais un tel résultat est l'affaire du temps. Si la France a résisté à l'inoculation pendant trente années et plus, malgré

la force de l'exemple et des lumières répandues sur
toute la surface du globe, à plus forte raison devons-
nous redoubler de soin et de courage pour hâter les
progrès d'une découverte de si fraîche date.

La petite vérole est un fléau si terrible et si funeste
à l'humanité, que depuis qu'elle est connue, les
médecins n'ont point cessé d'en faire l'objet principal de leurs études et de leurs méditations pour la
détruire : il est plus que probable que cette maladie
n'était point connue des Grecs ni des Romains, puisqu'il ne nous est parvenu aucun ouvrage qui en fasse
mention. *Hippocrate* et ses successeurs nous en eussent
laissé très-certainement quelque description. Tout
ce que nous avons appris par la tradition, c'est que
la petite vérole a pris naissance au sixième siècle ;
que les Arabes l'apportèrent en Egypte, en Syrie,
en Ethiopie, dans la Palestine, en France, en
Italie, où *Bélisaire* vint souvent à la tête des armées
pour repousser les Barbares.

Rhasès, arabe d'origine, syrien de naissance, ma-
hométan de religion, qui vivait, suivant les uns,
dans le neuvième siècle, suivant les autres, dans le
dixième, est le premier auteur connu qui ait écrit
avec autant d'exactitude que d'intérêt sur la petite
vérole. *Freind* fait le plus grand éloge de son ouvrage,
et il en donne même un précis où l'on trouve un
traitement curatif qui pourrait servir de modèle aux
praticiens de nos jours, quoique tracé à une époque
si éloignée de nous et dans l'ardent climat de la
Perse.

Si la petite vérole n'a paru sur la surface du globe,
pour le malheur de l'espèce humaine, qu'après un
très-grand nombre de siècles, ce qui est suffisamment

démontré; si *Rhasès* est le premier médecin qui en ait donné l'histoire, nul doute que les hommes n'apportent point en naissant le germe de la petite vérole, ainsi que le prétendent quelques médecins, entre autres *Olaus* et certains vaccinateurs qui, voulant tout expliquer, affirment que le propre de la vaccine est de neutraliser le germe variolique.

Il y a encore quelques médecins qui croient à l'existence de ce germe variolique, que nous apportons tous en naissant; mais la petite vérole n'ayant pas toujours existé, et étant une maladie contagieuse comme la peste, et qui se propage de même, par la communication, aux individus qu'elle attaque, ne me permet pas de partager cette erreur. La petite vérole est à Paris ce que la peste est à Constantinople; il n'y a pas plus de germe de petite vérole en France qu'il n'y a de germe de la peste en Turquie.

La peste que les Turcs vont chercher en pèlerinage à la Mecque, en Egypte, avec des blés corrompus par des miasmes pestilentiels, a produit les plus grands ravages par sa contagion portée dans toutes les parties du monde. C'est ainsi qu'elle est venue en Europe; c'est ainsi que la population de Marseille a été presque anéantie en 1720 et en 1721. Un vaisseau parti de Syrie, pris sur les Turcs, arrivé dans le port de Marseille vers le 15 juin 1720, y apporta la peste qui se répandit dans presque toute la Provence. Ce fléau enleva dans Marseille seule cinquante à soixante mille individus. Dira-t-on que tous ceux qui ont été frappés mortellement par la peste portaient le germe de cette terrible maladie? De simples ballots de marchandises imprégnés de miasmes pestilentiels qui se disséminaient dans l'air ambiant, de tels ballots que nous apportent des vaisseaux du Levant suffisent pour nous communiquer cette infection dont la terreur augmente le nombre des victimes.

Mais pour recevoir cet air infecté et en éprouver les effets délétères, il faut, pour ainsi dire, y être disposé par une organisation particulière; tous les hommes ne sont pas également organisés, ils ne sont pas, par cette raison, également susceptibles de la communication des miasmes pestilentiels et autres levains mortifiques : ces différens levains n'affectent que ceux dont l'état des solides et des fluides est disposé à recevoir leur contagion.

Une foule d'exemples prouve qu'il n'y a point de germe variolique; je citerai entre autres celui de mon père mort à soixante dix-huit ans, sans avoir eu la petite vérole, quoiqu'il ait été fréquemment exposé, comme chirurgien, à la contagion des petites véroles épidémiques, et qu'il ait donné ses soins pour des petites véroles confluentes et des plus graves à quatre enfans, dont j'étais le plus jeune. Ainsi voilà donc un père qui n'a pu transmettre à ses enfans le germe d'une maladie qu'il n'avait point eue.

Voici deux exemples frappans et décisifs en faveur de mes assertions sur ce point. Feu M. *Jolly*, chirurgien d'un mérite distingué, employé avec moi par le gouvernement, pour porter des secours aux habitans des campagnes frappés de maladies épidémiques, n'a jamais pu, à cause de l'extrême faiblesse de sa constitution, suivre une épidémie, jusqu'à la fin de son règne, sans en être atteint plus ou moins tôt, quelquefois au bout de quinze jours, quelquefois un peu plus tard; en un mot, il gagnait toutes les maladies auxquelles il donnait ses soins. En 1779, il faillit de succomber à la dyssenterie dont je viens de parler plus haut, et qui le retint au lit plus de trois mois. Aussi, après de si dures épreuves fut-il obligé de renoncer au traitement des maladies épidémiques; tandis que moi, calme et sans inquiétude sur les dangers que je courais dans des épidémies les plus désastreuses, je n'éprouvais pas la moindre altération dans ma santé. Elles n'avaient aucune maligne influence sur moi. J'ai vu entre autres épidémies meurtrières, celle de 1782, dans laquelle périrent un médecin de Chatillon - sur - Loing (M. Jalouset), des chirurgiens, des curés, des garde-malades et beaucoup de personnes qui venaient de loin visiter leurs parens, et je suis resté invulnérable.

En 1782, un arrêt d'attribution pour le tribunal prévôtal de Montargis fit amener de toute la France, des prisons de Paris, des bagnes de Toulon, Marseille, etc., un grand nombre de criminels, dont nos prisons furent encombrées; ces misérables étaient entassés les uns sur les autres, et presque sans air; aussi furent-ils bientôt attaqués de la fièvre dite des prisons, et qui n'était autre chose que le *typhus* porté au plus haut degré d'intensité. Cette maladie a enlevé le juge-instructeur, trois confesseurs, le geolier, deux porte-clefs et plusieurs prisonniers. Hé bien! moi, qui leur faisais exactement deux visites par jour, et qui en outre assistais aux questions affreuses qu'on leur faisait inhumainement subir, je n'en ai point éprouvé la plus légère atteinte, quoique cette maladie fût des plus contagieuses, et les prisons un vrai cloaque des plus insalubres. Ces faits prouvent de la manière la plus péremptoire, que tout est relatif; qu'il fallait

que le système organique de M. *Jolly* fût naturelle-
ment disposé à l'absorption des évaporations mor-
bides, qui s'échappoient du corps des individus affectés
d'une maladie quelconque, contagieuse ou non, puisqu'il les prenait toutes, même les plus bénignes ; ce
qui prouve qu'il avait réellement une aptitude particulière, une aptitude propre à les recevoir toutes; tandis
que moi j'avais au contraire une organisation inacces-
sible à toute espèce d'effluves ; ce sont deux exemples d'une insusceptibilité inaltérable de l'un, et d'une
extrême susceptibilité de l'autre : d'où je me crois
fondé à conclure qu'il n'y a pas plus de germe de petite vérole qu'il n'y a de germe de la peste, et de
toutes autres maladies contagieuses quelconques; qu'il
faut être physiquement disposé à recevoir les miasmes
contagieux pour en être attaqué. J'en dirai autant
de l'inoculation et de la vaccination, qui ne prennent
pas toujours, quoique ces deux opérations agissent
d'une manière plus immédiate.

Louis XV allant à la chasse rencontra un convoi;
la curiosité naturelle que le roi avait pour ces sortes
de cérémonies lugubres, dit *Voltaire*, le fait appro-
cher du cercueil; il démande qui l'on allait enterrer :
on lui répondit que c'était une jeune fille morte de
la petite vérole : dès ce moment il est frappé à mort
sans s'en douter. D'autres allèguent une cause différente de la petite vérole dont le roi fut attaqué
le 27 avril, et à laquelle il succomba le 10 mai 1774,
dans la soixante-cinquième année de son âge.
Plusieurs officiers de sa maison, de service auprès
de Sa Majesté, furent frappés de la contagion,
et moururent tous. Les trois princesses filles de
Louis XV (mesdames *Adélaïde, Victoire* et *Sophie*),

qui n'avaient point quitté le chevet du lit de leur
père, également atteintes de la contagion, eurent
toutes les trois une petite vérole confluente de la plus
mauvaise espèce, dont cependant elles triomphèrent.
Dira-t-on aussi que le Roi, que les officiers de sa
maison, que les princesses ses filles avaient le germe
de la petite vérole dans le sang? N'est-il pas évident
que le roi a eu la petite vérole par communication,
et que par suite il l'a transmise à tous ceux qui l'approchaient de près et qui lui prodiguaient leurs soins?
Si le roi portait dans son sang le germe variolique,
il faut convenir que ce germe avait été bien lent à se
développer.

Si je m'appesantis autant sur la prétendue existence du germe variolique, c'est que je crois important de détruire un préjugé enraciné dans certaines
têtes, et que certaines personnes ont intérêt de propager, quoique n'y croyant pas plus que moi. Il me
semble qu'en toutes choses il faut être loyal et parler
toujours le langage de la vérité. Il faut répéter sans
cesse que la petite vérole est une maladie contagieuse
des plus terribles, qu'elle est un fléau aussi redoutable que la peste, et qu'on peut également lui faire
l'application de ces vers de Lafontaine :

> Un mal qui répand la terreur,
> Mal que le ciel en sa fureur
> Inventa pour punir les crimes de la terre.

Car cette cruelle maladie attaque indistinctement
sans aucun égard à l'âge, au sexe, ni à la constitution individuelle, les habitans de tous les pays ; il
n'en existe pas un seul dans le monde connu où elle
n'ait porté la terreur et la consternation ; en cela plus

funeste à l'espèce humaine que la peste, qui n'exerce ses ravages que dans le Levant, d'où elle nous est venue en Europe. *Rivière*, *Mead* et autres médecins célèbres prétendent qu'à peine un seul individu sur mille est exempt de la petite vérole. Hé bien, nous pourrons dire aussi, qu'à peine il existe un vacciné sur mille, qui soit atteint de la petite vérole, et nous ajouterons de plus que la vaccine ne préservât-elle qu'un individu sur cent, il n'y aurait pas encore à hésiter de se soumettre à cette opération, parce que cette petite vérole, quand par hasard elle a lieu, est constamment discrète et bénigne, et d'une nature aussi douce que les plus bénignes produites par l'inoculation ; je dis que les plus bénignes par inoculation, cependant il a été démontré par les listes publiques de l'hôpital de l'inoculation de Londres qu'il n'est mort qu'un seul inoculé sur *cinq cent quatre-vingt-treize*, tandis que dans le même hôpital, il mourait *deux* malades sur *neuf*, même sur *sept* de la petite vérole naturelle. Eh bien ! cela posé, tout l'avantage est encore en faveur des vaccinés dont aucun n'est mort, que je sache, d'une petite vérole. Je sais bien que les personnes qui ne veulent point faire vacciner leurs enfans, allèguent différens prétextes contre la vaccine, et qu'elles lui attribuent des accidens, même des maladies qui n'en provenaient point du tout. Deux faits que je vais rapporter vont démontrer combien l'argumentation du *post hoc*, *ergo propter hoc* est vicieuse et porte à faux.

Il y a environ douze ans que je fus appelé chez M. *Liger*, à Montargis, pour vacciner ses deux enfans. Je vaccinai d'abord la demoiselle, âgée d'environ six ans ; je lui fis six piqûres, qui réussirent

toutes; la marche du vaccin fut régulière, et la jeune
personne n'a éprouvé aucune altération à sa santé.
Je voulus de suite vacciner son frère, ainsi que nous
en étions convenus; mais madame *Liger* s'y opposa
fortement, alléguant pour raison de son opposition
que cet enfant était trop jeune. Enfin, il ne fut point
vacciné. Très-peu de jours après la vaccination de
sa sœur, il fut attaqué d'une maladie aiguë qui dé-
généra en chronique, dont la durée fut très-longue
par son extrême indocilité. Environ un an après la
guérison de cette maladie, cet enfant fut frappé d'un
croup aigu dont il eut ensuite plusieurs récidives.
C'est du croup de cet enfant que j'ai donné l'histoire
dans le journal général de médecine, mai 1806. Eh
bien ! s'il eût été vacciné, nul doute que l'on aurait
dit : *La vaccine a parfaitement réussi chez la jeune per-*
sonne, mais elle a été fort nuisible au frère et a été cause
de sa maladie; voilà comme ce qui est bon à l'un ne
vaut rien à l'autre. Tel eût été le langage que l'on
aurait tenu. Un homme de l'art qui se fait passer
pour le médecin par excellence des enfans, ci-de-
vant grand inoculateur, a prétendu que la vaccination avait amené le croup en France. Sa découverte
n'a point fait de prosélytes. La vaccine est connue
en France depuis une vingtaine d'années seulement,
et il y a quarante-neuf ans que j'ai donné mes soins
à un croup épidémique qui régnait à Saint-Maurice-
sur-le-Bord, aux environs de Montargis, en 1770.
J'en ai donné l'histoire dans le journal général de
médecine précité.

Autre fait contre l'argumentation vulgaire du *post*
hoc, toujours relativement à la vaccine. Un jour de
jeudi saint (que je cite comme jour remarquable),

je devais vacciner le fils de M. *Ambert*, inspecteur de l'enregistrement. Dans la nuit précédente, je fus forcé, ayant été appelé au-dehors, d'ajourner l'opération. Je fus de retour le matin du jour de Pâques de bonne heure, et je trouvai l'enfant fort mal d'une fluxion de poitrine à laquelle il succomba trois jours après; de même, s'il eût été vacciné, n'aurait-on pas dit que la vaccine s'était portée sur la poitrine? Voilà comme on lui attribue tous les jours des accidens qui lui sont absolument étrangers, et qui appartiennent à l'âge, à la constitution des enfans, et à la faiblesse de leur frêle machine, parce qu'elle n'offre aucune résistance aux maladies qui viennent les assaillir aussitôt qu'ils ont commencé à voir le jour, raison pour laquelle il est démontré qu'il périt un tiers des enfans la première année de leur naissance, et que, dans toutes les épidémies, ils sont les premières victimes.

Si, d'après de tels raisonnemens appuyés de faits, des hommes entichés de faux principes et de préventions, ne veulent point se rendre à l'évidence, il faut encore avoir la générosité de leur donner le conseil de prendre contre la petite vérole les même précautions que l'on prend contre la lèpre, contre la peste, celle de s'éloigner du foyer de contagion, de prendre la fuite pour éviter toute communication avec les varioleux, conseil si bien exprimé contre la peste par ces deux vers :

> *Hæc tria tabificum tollunt adverbia pestem*
> *Mox, longè, tardè, cede, recede, redi.*

Après avoir démontré par une série de faits, l'existence de petites véroles après la vaccine, faits dont j'aurais pu augmenter le nombre, je dirai plus, je dirai qu'il n'y a pas de médecins, pour peu qu'ils pratiquent, qui n'aient eu l'occasion d'observer ces petites véroles après la vaccination ; mais n'y eût-il qu'un seul exemple, il suffirait, parce qu'avec le temps il peut y en avoir cent. Après avoir signalé tous les ravages qu'exerce la petite vérole, soit naturelle, contagieuse ou artificielle, après avoir présenté tous les moyens que les médecins anciens, modernes et nouveaux ont employés pour la destruction de ce fléau si funeste à l'humanité, après avoir fait une espèce de parallèle entre l'inoculation et la vaccination, avoir manifesté les avantages de l'inoculation et ses inconvéniens qui l'ont fait rejeter, après avoir prouvé que de toutes les découvertes faites jusqu'à ce jour, pour prévenir l'invasion de la petite vérole, la vaccine l'emporte sur toutes ; je dois dire aussi qu'elle doit être susceptible de modifications, qui en rendent le succès encore meilleur et plus certain. Maintenant occupons-nous de tout ce qui est relatif au vaccin et à la vaccination pour parvenir au dernier degré de perfection si désirable.

Le virus vaccin qui a un principe particulier spécifique pour préserver de la petite vérole, principe dont nous ignorons la nature, peut-il avoir le privilège exclusif et infaillible de faire avorter la petite vérole et de l'anéantir entièrement ? Je ne le pense pas. L'inoculation et la petite vérole elle-même ne garantissent pas des attaques d'une récidive, si ce que quelques personnes avancent à ce sujet est bien prouvé. Quoique le virus vaccin soit le meilleur prophilactique connu, il est possible de le rendre meilleur encore, en prévenant sa détérioration.

Le virus vaccin doit perdre avec le temps son énergie, son activité primitive ; il doit s'affaiblir, s'énerver même par sa propagation trop multipliée et pas assez renouvelée. Ne pourroit-on pas comparer ce virus à ce qu'on observe sur un fil d'argent qu'on dore ; à mesure qu'on étend ce fil, on l'amincit, et on diminue à proportion la quantité d'or qui se trouve dans chaque partie. D'ailleurs il peut arriver dans ce virus diverses combinaisons, diverses altérations produites par les humeurs viciées des individus qui le transmettent, et par celles des individus qui le reçoivent, et dont le résultat doit être nécessairement différent, en force, en faiblesse, et même en nullité.

Mais, dira-t-on, n'en serait-il pas du virus vaccinal comme du virus variolique qui se propage de génération en génération, sans rien perdre de son activité? M. *Vieussens* rapporte (journal de médecine, septembre 1777, pag. 211) qu'en Angleterre on inocula 20 personnes avec du virus d'un inoculé qui était le dernier de quatorze dont le premier avait servi à inoculer un second, le second un troisième, et ainsi de suite jusqu'au quatorzième. C'était donc la quatorzième génération de la petite vérole inoculée. De ces vingt personnes préparées suivant les règles, les unes eurent beaucoup de petite vérole et les autres peu. En sorte qu'on ne put pas trouver de différence entre ces vingt inoculés et vingt autres qui l'avaient été d'une petite vérole naturelle. J'ai souvent observé, continue M. *Vieussens*, qu'après plusieurs opérations successives, les derniers inoculés avaient plus de boutons que les premiers. « Cette objection spécieuse est inadmissible en ce qu'il n'y a aucune analogie entre le virus variolique et le virus vaccinal. Le premier va chercher la petite vérole et l'amène, tandis que le vaccin la repousse et l'empêche d'arriver. Le premier établit des foyers de contagion, et l'autre tend à les anéantir. Indépendamment d'une très-grande différence qu'il peut y avoir de vaccin à vaccin, à raison de sa nature particulière, à raison de la constitution individuelle de celui qui donne, il doit y en avoir une bien plus grande encore de la part de celui qui reçoit : celui-ci réunit-il toutes les conditions requises pour faire fructifier la vaccine ? la négative est confirmée tous les jours par une foule d'exemples ; il en est plusieurs dans le dernier rapport général du comité de vaccine ; un entre autres, d'un enfant chez lequel la vaccination a été pratiquée *sept fois* sans résultat. M. le docteur *Aubain* m'a assuré avoir vacciné un individu *vingt fois* sans aucun résultat. Cet insuccès n'offre rien d'étonnant, s'il en est de la semence vaccinale comme de toutes les semences végétales, mêmes animales: on accouple deux animaux de même espèce dont la copulation ne produit rien ; on sème des graines qui ne germent point dans toutes les terres, la nature du sol étant différente ; le froment ne réussit pas dans un terrein maigre, sablonneux, dépourvu de terre végétale, *non omnis fert omnia tellus*. De même le vaccin réussit faiblement ; il n'a souvent que des demi-succès, et quelquefois point du tout, chez certains individus qui sont privés des qualités propres à favoriser le développement de ce virus, indépendamment d'une infinité de causes étrangères aux individus, et qui concourent pour beaucoup au plein succès de la vaccine.

Ne pourrait-il pas en être du vaccin que nous tenons d'Angleterre comme des plantes exotiques qui, après s'être acclimatées d'abord en apparence, dégénèrent ensuite avec le temps, s'exténuent et finissent par périr. En outre le vaccin extrait d'un enfant faible, cacochime, ou d'une toute autre constitution que celle d'un enfant que l'on va vacciner, peut il jouir du degré d'énergie nécessaire pour celui qu'on vaccine? peut-il jouir du même degré d'activité, en un mot peut-il être également et indistinctement bon pour tous? Le vaccin pris avant la suppuration établie, pris dans la maturité de la matière vaccinale, pris dans l'état d'exsiccation : ces trois états différens, dans lesquels on extrait le vaccin, doivent encore apporter des nuances diverses dans l'action de ce virus, et par conséquent dans ses effets ; ajoutons aussi que, si l'on dépouille tous les boutons d'un vacciné pour propager à un grand nombre d'enfans la semence vaccinale, cela ne peut être, ce me semble, qu'au détriment de celui-ci, chez lequel il ne reste peut-être pas assez de vaccin pour opérer l'effet qu'on en attend ; je pense que, dans ce cas, il faut au moins laisser un bouton intact.

Le défaut de succès de la vaccine chez quelques individus est plutôt le résultat de l'incurie, du défaut d'attention du vaccinateur que de la vaccine elle-même. Tout le monde sait que l'exemple séduit aisément la raison, que les plus grands médecins en sont quelquefois dupes, et les malades les victimes. En effet, n'y aurait il pas quelques précautions à prendre pour rendre l'effet de la vaccine plus sûr et plus constamment heureux? N'y aurait-il pas quelques cas particuliers qui exigeraient des modifications dans son usage? N'y aurait-il pas quelques dispositions particulières à certains individus qui les

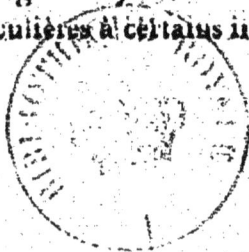

7

rendraient inhabiles à recevoir le virus de la vaccine ? Indépendamment de ces dispositions, ou indispositions individuelles, qui rendent l'effet de la vaccine fort équivoque et très-peu certain, n'y aurait-il pas certaines altérations des humeurs qui présenteraient les mêmes obstacles ? L'âge, le tempérament des vaccinés, le choix du vaccin, le moment favorable pour vacciner avec un succès réel, n'offrent-ils pas des considérations dignes de l'attention de l'artiste ? Enfin n'y a-t-il pas quelque précaution, quelques mesures à prendre pour donner à cette utile découverte tout le degré de perfectionnement dont elle peut avoir besoin ?

La première chose dont le vaccinateur doive s'occuper, c'est de l'examen attentif du sujet chez lequel il va prendre le vaccin, et de celui qui va le recevoir. Le choix de la matière vaccinale des deux individus n'est point du tout indifférent pour le succès, quoique en puissent dire les enthousiastes : ce choix est beaucoup plus intéressant qu'on ne pense, il mérite l'attention des vaccinateurs. La matière la plus récente, prise de bras à bras, a son degré de maturité sur un sujet sain et bien constitué, est préférable à toute autre.

Je ne pense pas qu'en général les préparations soient nécessaires pour ceux qui jouissent d'une bonne santé; mais pour peu qu'il y ait quelque vice dans les liqueurs, on saburre dans les premières voies; j'estime qu'il faut corriger les premières et nettoyer les autres; et le tout suivant les indications ostensibles.

L'âge convenable pour vacciner est au moins aussi important que le sujet de l'article précédent;

il est très-difficile à déterminer ; c'est au vaccinateur consommé dans la pratique de cette excellente méthode qu'il appartient d'en fixer l'époque, si toutefois il est possible de la préciser : ce que je ne présume pas.

L'âge a fait pour l'inoculation un sujet de dissidence qui ne peut en être un, ou, au moins, qui n'est pas le même pour la vaccination, en ce que par celle-ci on prévient la petite vérole, tandis que l'autre donnait souvent, par la communication immédiate, une maladie qu'un enfant aurait pu éviter. Ainsi donc cette question faite aux vaccinateurs : Lequel des deux court le plus grand danger, celui qui attend la petite vérole, ou celui qui la prévient en se faisant inoculer ? Cette question n'est pas un problème insoluble pour la vaccination. Mais cette méthode n'en offre pas moins de difficultés à vaincre pour prononcer d'une manière positive sur l'âge le plus propre à la vaccination. Comme il est démontré, depuis long-temps, que plus d'un tiers des enfans périssent, la première année de leur naissance, par des maladies inévitables et quelquefois inconnues, et que ces maladies les attaquent plus souvent après qu'avant d'être vaccinés, par la raison que l'on vaccine aujourd'hui les enfans très-peu de jours après leur naissance, il en résulte qu'on attribue fort à tort à la vaccine des maladies qui naissent, pour ainsi dire, avec les enfans dont la frêle machine est loin de toujours triompher. Il n'y a que les enfans forts et vigoureux qui offrent une solide résistance à toutes ces attaques. D'où je conclus qu'il faut vacciner dans un âge plus avancé, sans toutefois oser prononcer sur le terme préféré de la vaccination. Je

7*

me bornerai à dire qu'il ne faut point pratiquer cette opération dans un âge trop tendre ; que le vaccinateur, avant de se déterminer à la vaccination , doit s'informer des parens si les enfans ont payé le tribut de leur âge, si la dentition existe, si elle est avancée, s'ils ont des vers, s'ils sont sujets à la fièvre, s'ils ont des convulsions , la diarrhée , s'ils ont eu la coqueluche , etc. , etc. , etc. C'est d'après de tels renseignemens sur toutes ces maladies que le vaccinateur doit se décider. D'après toutes ces considérations, je pense qu'il ne faudrait point vacciner avant l'âge de trois à quatre ans. Mais , répétera-t-on sans cesse , la petite vérole peut attaquer un enfant avant cet âge et l'emporter ; oui , sans doute ; mais aussi une maladie quelconque peut l'emporter dans le temps même de la vaccination ou peu de temps après ; alors c'est décréditer le meilleur préservatif de la petite vérole, en lui attribuant un événement qui lui est absolument étranger, ainsi que nous l'avons dit plus haut. Dans cet état d'incertitude , de perplexité sur le parti à prendre, je préférerais celui d'attendre, surtout si ces individus n'ont point éprouvé les maladies de l'enfance. Au surplus, c'est aux vaccinateurs praticiens qu'il appartient d'apprécier et de saisir toutes les circonstances les plus favorables au succès de la vaccine , et de combattre par tous les moyens que l'art peut suggérer les obstacles qui contrarient, qui empêchent les effets prophylactiques de cette méthode salutaire.

Il importe aussi de choisir la qualité du vaccin, qualité qui doit être relative à son degré de maturité; je crois qu'il faut l'extraire dans le fort de la suppuration, que celui du commencement de la suppuration est préférable à celui de la fin qui touche l'exsication, que celui-ci doit avoir moins d'énergie. Le terme le plus favorable pour extraire le vaccin me semble devoir être du sixième au neuvième jour.

Le choix de la saison doit aussi contribuer au succès de la vaccination, et j'estime que des quatre, le printemps est préférable aux trois autres, surtout à celle de l'été, dont les chaleurs peuvent affaiblir l'énergie par des sueurs trop abondantes qui délaieraient le fluide vaccin; il y a le même inconvénient à craindre du sang que feraient couler des piqûres profondes. Il est bon de faire remarquer que la vaccine ne doit pas être pratiquée dans une épidémie variolique, parce qu'il est d'observation que, dans ce cas, elle ne garantit point de la petite vérole; que l'une et l'autre suivent respectivement leur marche régulière.

Je crois, d'après cet aperçu, avoir appelé l'attention des lecteurs sur les précautions, sur les mesures à prendre, sur les nouvelles recherches à faire pour assurer de plus en plus le succès de la vaccine. Ce sont de simples propositions que je soumets à des hommes plus habiles que moi, à des hommes que leurs lumières, leur expérience et leurs vues plus étendues porteront à perfectionner cette méthode.

J'ai cru devoir éviter toute espèce de raisonnement et me dispenser de répondre à ces questions : Quelle est la nature du vaccin? comment agit-il? par quel mécanisme parvient-il à garantir de la petite vérole? Pour donner la solution de ce problème, il faudrait d'abord que nous connusssions la nature du virus.

variolique, pour savoir comment le virus vaccinal agit sur lui : c'est à tort que je semble proposer la solution de ce problème, d'après mon opinion sur la non existence du germe variolique : c'est ce que nous ignorons, et malheureusement nous ignorons bien d'autres choses. Tout ce que nous savons de plus positif, c'est que la petite vérole est une maladie contagieuse, qu'elle est le fléau le plus terrible en se communiquant au loin, et que la vaccine préserve de son infection à un point tel, que la petite vérole fût-elle confluente, devient douce et bénigne lorsqu'elle attaque un sujet vacciné, quelque éloignée que soit l'époque de la vaccination.

Comme la petite vérole ne cesse jamais entièrement dans les grandes villes, telles que Paris, Londres, Vienne, etc., et qu'elle continue parmi nous ses ravages les plus désastreux, ne serions-nous pas coupables du crime de lèze-humanité, si, au lieu de faire usage de la vaccine comme de l'unique préservatif par excellence, nous restions spectateurs oisifs, et les tristes témoins de cette calamité publique.

La contagion de la petite vérole étant aussi active et se propageant au loin par la communication de l'air surchargé de ses miasmes, il faudrait, pour en prévenir les cruels effets, prendre les mêmes précautions que l'on prend contre la peste et contre la lèpre : pour cette dernière maladie, on séparait les malades de la société, on renfermait tous ceux qui en étaient atteints dans des hôpitaux particuliers, fondés exclusivement pour eux seuls. *Moyse* fit des lois pour ordonner cette séparation, et régler la manière dont elle devait s'exécuter. Nous lisons dans l'Ecriture-Sainte, que sa sœur étant attaquée de cette

maladie , fut menée hors du camp, pour prévenir
les suites funestes de la contagion. Hé ! pourquoi
ne prendrions-nous pas les mêmes mesures contre la
contagion de la petite vérole, qui est plus dangereuse que la peste et la lèpre , en ce que celles-ci
n'attaquent que les habitans de certains parages du
Levant , tandis que la petite vérole frappe indistinctement les habitans de tous les pays , et que souvent
elle est plus meurtrière que la peste elle-même , qui
n'a pénétré dans notre Europe qu'accidentellement?
Je désirerais donc qu'on établît des lazarets pour y
déposer tous les varioleux. Il résulterait de cette
mesure, sévèrement exécutée , deux avantages également précieux à l'espèce humaine : le premier,
d'arrêter la contagion, le deuxième, de forcer les
aveugles à se rendre à l'évidente nécessité de se faire
vacciner, et le résultat de ces deux avantages serait
l'extinction totale de la petite vérole.

APPENDICE.

Pag. 8, ligne 8 : *Signes d'improbation.* — Il est rare qu'un homme qui présente une vérité utile soit accueilli avec reconnaissance ; il faut donc se résoudre à supporter avec patience et courage des contradictions inévitables, souvent même nécessaires pour faire jaillir la vérité et la faire briller dans tout son éclat. Ces contradictions engagent souvent dans des détails circonstanciés qui ne plaisent pas à tout le monde, en ce qu'ils éveillent l'attention des lecteurs les plus indifférens et leur font connaître, comme malgré eux, ce qu'ils ne doivent pas ignorer, ce que précisément on s'efforce de soustraire à leur connaissance ; le lecteur s'en assurera de nouveau par cet appendice.

Ibid, ligne 26 : *Le nombre des victimes.* — En 1762, à la suite d'une épidémie alarmante, d'une petite vérole très meurtrière dans la ville de Paris, il fut constaté que l'inoculation avait beaucoup augmenté le nombre des malades, en multipliant les foyers de contagion ; ce qui détermina le parlement à en défendre la pratique par un arrêt solennel.

Page 9, ligne 24 : *L'amour de la vérité et de la science.* — Il est bien extraordinaire que MM. *Chaussier, Husson* et compagnie, veuillent absolument me faire passer pour un détracteur de la vaccine, lorsqu'en pleine assemblée, le 19 novembre 1818, j'ai proclamé ma profession de foi sur cette admirable découverte ; une telle calomnie est trop absurde pour qu'on puisse y donner la moindre croyance.

Si j'eusse voulu jouer le rôle de détracteur de la vaccine, je n'aurais pas demandé des commissaires, je n'aurais pas sollicité des lumières : *qui male ogit odit lucem*. Il est impossible, ce me semble, de tenir une conduite plus franche et en cela bien différente de celle de M. *Husson*, qui en vingt-quatre heures a dit *oui* et *non* sur le même sujet. Ce qui démontre très clairement que M. *Husson* ne défend pas la vaccine, que c'est moi seul qu'il attaque. J'abandonne au lecteur le soin d'apprécier une telle conduite et de la décorer du nom qui lui convient.

Pag. 14, ligne 21 : *Deux fois la petite vérole.* — *Mead*, après cinquante ans de pratique, affirme que la petite vérole n'attaque pas deux fois le même individu. *Boerhaave*, *Chirac* et plusieurs autres assurent également n'avoir jamais vu ce cas. Cependant, s'il faut en croire certains chroniqueurs, Louis XV a été attaqué pour la seconde fois d'une petite vérole à laquelle il succomba le 14 mai 1774, dans sa soixante-cinquième année. Je ne puis nier la possibilité de la récidive de la petite vérole, puisque des hommes dignes de foi assurent en avoir vu des exemples. Je citerai, entre autres, mon ancien camarade, M. *Dailliez*, homme aussi recommandable par ses vertus que par ses talens dans l'art de guérir, qui m'a affirmé plusieurs fois que son fils, docteur en médecine et accoucheur habile, avait eu deux fois cette maladie.

Pag. 15, lig. première : *S'y oppose.* — Je sais bien que la vérité a tort toutes les fois que ceux qui la disent ne plaisent pas ; mais eussé-je ce désavantage,

ce n'était pas une raison pour traiter si mal un confrère qui réclamait des lumières sur un phénomène
pathologique dont il avait beaucoup entendu parler, et qu'il ne connaissait pas encore, quoique
avancé en âge : cet âge même méritait des égards
qu'un homme sage ne peut ni ne doit refuser. *Juvé-*
nal voulait qu'on en eût beaucoup pour les enfans ;
maxima debetur puero reverentia, à plus forte raison
pour un vieillard qui n'a pas démérité.

M. le doyen était-il fondé à me faire un crime de
venir rendre compte à la société de ce que j'avais
vu ? Ne puis-je pas dire comme *Ovide : Fas fit mihi*
visa referre. Les procédés de M. le doyen, dont j'ai à
me plaindre depuis long-temps, doivent être entièrement oubliés de ma part et faire place désormais à
un sentiment plus doux, à celui de la reconnaissance que je dois à M. *Leroux*, rédacteur du Journal
de médecine, qui, en faisant l'analyse d'un de mes
ouvrages, s'exprime ainsi :

« Les spécifiques en médecine ont fait de tout
temps l'objet des désirs du peuple et des recherches
des gens de l'art. Plusieurs médecins recomman-
dables ont cru à leur existence. Cette question im-
portante, est-il ou n'est-il pas de spécifiques ? méritait d'être traitée. M. *Gastellier* s'en est occupé. Un
pareil travail convenait à un médecin déjà connu si
avantageusement dans la littérature médicale, et
dont la pratique a prouvé les talens. » (*Journal de*
médecine, juillet 1783.) Les vingt pages dont est
composée cette analyse sont écrites dans le même
style et encore plus remplies d'éloges. Le lecteur
aura sans doute de la peine à concevoir comment
trente-cinq années d'expérience de plus ont pu éta-

blir une si grande différence de manière de voir entre M. *Leroux*, rédacteur du Journal de médecine, et M. *Leroux*, doyen de l'Ecole de médecine, qui me refuse aujourd'hui la faculté de savoir distinguer une vraie petite vérole d'une fausse dite petite vérole volante. Ceux qui seront curieux de savoir la cause d'un tel changement, pourront s'adresser à M. le doyen, qui, pour toute réponse, leur dira sans doute : *autre temps, autres mœurs.*

Ibid, lig. 10 : *Ce qui était impossible.* — M. *Husson*, qui voulait absolument que je visse comme lui une petite vérole volante, prit le ton ridicule d'un dogmatiseur qui interroge un jeune adepte; il voulait que je déterminasse l'époque préfixe de l'invasion de la maladie, quoique je lui eusse démontré la chose impossible par l'exposé que je venais de lui faire de la conduite de ce jeune homme, qui, quoique malade depuis huit à dix jours, n'en continuait pas moins ses exercices ordinaires.

Combien commet-on d'erreurs sur le calcul des jours critiques pour avoir voulu, dans les maladies aiguës, préciser l'époque de leur invasion? Un père de famille dans l'indigence extrême, et sur les bras duquel repose l'existence d'une femme et d'un grand nombre d'enfans, est souvent forcé de travailler jusqu'à ce qu'il soit réduit à l'impuissance physique d'exercer le moindre mouvement.

Un autre cas est celui d'un homme dans la vigueur de l'âge, plein de courage, qui quelquefois est long-temps malade avant de se mettre au lit : il ne se détermine à ce dernier parti que quand ses forces l'ont entièrement abandonné, et qu'il est obligé de céder à celles de la maladie ; tel est l'exem-

ple que vient de donner le jeune Bordereau : dans
l'un comme dans l'autre cas, il est impossible de
faire un calcul qui ne porte point à faux, lorsqu'on
ne commence à prendre date de la maladie que du
jour où le malade se sera mis au lit.

Pag. 16, lig. 21 : *Le mot de l'énigme.* — M. *Chaussier* ayant fait insérer dans le Journal du commerce
(du 11 octobre 1818) une note *anonyme* par laquelle il rendait compte (à sa manière) de la séance
publique de la société de médecine d'Evreux qu'il
avait présidée , et ayant annoncé par cette note un
fait controuvé qui m'était personnel, je m'empressai
de réclamer contre ce fait, et d'y substituer le véri-
table inséré cinq jours après dans le même journal.
M. *Chaussier* se plaignit à moi de la petitesse que
j'avais mise dans ma juste réclamation. Nous nous
quittâmes mal, et ce fut peu de jours après qu'il vint
chez mon malade, où ma présence le désappointa
d'une manière telle, qu'il sortit plus vîte de l'appartement qu'il n'y était entré, ce qui ne l'empêcha pas
de crier deux fois que c'était la petite vérole volante.
C'est d'après un jugement aussi précipité qu'irré-
fléchi, d'après une telle autorité, que je suis déclaré
détracteur de la vaccine. J'aurai occasion de dé-
rouler tous les traits généreux de la loyauté et de la
gratitude de M. *Chaussier* à mon égard. Si le lecteur
veut juger de ce dernier fait par lui-même , qu'il voie
le Journal du commerce du 11 et du 16 octobre 1818.

Pag. 17, ligne 4 : *Président du comité de vaccine.*
— M. *Husson* ne s'était point fait accompagner par
M. *Chaussier* , président , et par deux autres membres du comité de vaccine, pour qu'ils vissent et dis-
sent autrement que lui, cela ne peut s'imaginer, cela

n'est pas supposable. Au surplus, tout en rendant
justice aux lumières de M. *Husson*, lumières que ce
savant vaccinateur a acquises autant par sa propre
expérience que par celle de ses nombreux correspon-
dans ; tout en rendant hommage à la supériorité des
connaissances de M. *Chaussier*, en anatomie, en
chirurgie, en chymie, même en néologisme, je me
crois fondé à avancer que, sous le rapport de la médecine pratique, les décisions de ces deux célèbres
médecins ne sont pas des oracles irrévocables pour
moi.

Pag. 17, lig. 32 : *A leur disposition.* — L'insertion
de cette petite vérole n'étant suivie d'aucun résultat,
n'aurait prouvé rien contre la réalité de son existence : nous observons tous les jours ces défauts de
succès, qui ne prouvent rien autre chose, sinon que
ces sortes d'expériences sont fautives, et que l'on ne
peut en déduire des conséquences positives. On a vu
souvent l'inoculation, de même que la vaccination,
ne produire aucun effet.

Ibid, lig. 15. —M. *Bursch*, chirurgien anglais,
pense « que si l'on vaccinait un individu deux et même
trois fois, il ne serait plus susceptible d'être attaqué
de la petite vérole, parce que, si l'on a des exemples que la variole ait frappé deux fois le même individu, on n'en a point qu'elle l'ait attaqué trois
fois ». Comme cette opinion repose sur une hypo-
thèse, elle est insignifiante.

Pag. 18, lig. 10 : *Symptômes de la petite vérole
volante.* — « Il y a une sorte de petite vérole volante
(*variolæ nothæ*). Cette éruption est précédée d'une
sueur assez légère ; elle se termine en trois jours. »
(*Précis de méd. de Lieutaud* , t. 2 , p. 409.)

» Il y a des éruptions cutanées qui s'annoncent par des symptômes qui leur sont communs avec la petite vérole ordinaire ; mais il y a cette différence essentielle et caractéristique que, dans cette espèce d'éruption, les pustules sont claires, transparentes et remplies d'eau ; elles disparaissent, s'affaissent et se sèchent le troisième jour sans symptômes. (*Encyclopédie*, édition de Genève, in-4°., p. 776 et 777 ; *Tronchin*.) Tous les auteurs sont d'accord sur ce point, que trois ou quatre jours au plus suffisent pour terminer la petite vérole volante.

Pag. 19, lig. 23: *Peu ou point de fièvre.* — Mes deux filles m'ont présenté chacune un exemple de ce que j'avance à ce sujet. Dans une épidémie variolique, elles furent attaquées, la plus jeune, d'une petite vérole confluente très-bénigne ; l'aînée, trois jours après, d'une petite vérole discrète accompagnée de symptômes graves. La première n'éprouva de fièvre qu'à l'époque de l'éruption qui fut des plus complètes : l'aînée eut, dès l'invasion de la maladie, une fièvre violente qui dura jusqu'à l'époque de l'exsication d'environ une vingtaine de boutons. Ni l'une ni l'autre n'en portent des traces ; c'est au point que l'aînée, doutant qu'elle ait eu la petite vérole, se soumit deux fois à la vaccination, qui n'eut aucun résultat.

Pag. 21, lig. 13: *Tout étonné de l'invitation.* — J'éprouvai le même sentiment de surprise que M. *Husson*, et j'étais d'autant plus fondé à l'éprouver, que M. le secrétaire n'ayant fait au procès-verbal de la séance du 5 aucune mention des faits que j'y avais avancés (l'existence d'une large cicatrice du vaccin et l'invasion de la petite vérole discrète), non plus que de la nomination des commissaires ; j'avais conclu de ce silence qu'on ne voulait donner aucune suite à cette affaire ; et très-certainement on eût mieux fait que de l'avoir conduite aussi mal sous tous les rapports.

Pag. 22, lig. 15 : *Avait en lieu le septième jour.* — Ce rapport de M. *Duméril* et celui de M. *Husson*, qui sont le même, offrent l'un et l'autre un exemple d'obreption répréhensible ; que dis-je, d'obreption ? c'est quelque chose de pire. Ce mot, en jurisprudence, signifie réticence d'un fait vrai qui aurait dû être exposé : mais ce cas-ci est bien différent, c'est l'*omission* complète de tous les faits que j'ai avancés, et dont j'offre aujourd'hui la preuve la plus péremptoire. Le silence a été gardé sur un fait de petite vérole survenue quinze ans après la vaccination, sur la nomination des commissaires pour vérifier ce que j'avais avancé, sur les témoignages de quelques confrères qui avaient vu mon malade, et sur ma réponse au rapport de M. *Husson*.

Pag. 25, lig. 11 : *Fut sans effet.* — Par cette interpellation, inconvenante sous tous les rapports, M. *Duméril* espérait-il faire faire des pas rétrogrades à notre confrère M. *Léveillé*, qu'il connaissait bien mal, s'il pensait que ce médecin était de la trempe de ces hommes dont parle *Euripide*, qui disait, il y a plus de deux mille ans, que chacun avait deux langues, l'une pour dire la vérité, et l'autre pour s'accommoder aux temps et aux circonstances. Pour peu que M. *Duméril* eût réfléchi, il se serait dispensé de faire une telle interpellation qui ne menait à rien, sinon à donner une bien mau-

vaise opinion de l'expérience d'un professeur de pa-
thologie.

Pag. 27, lig. 4 : *De l'impartialité.* — Les deux
articles des deux derniers procès - verbaux de la
société, et qui me sont personnels, méritent toute
l'attention du lecteur. D'abord, dans le premier, le
titre de mon mémoire est altéré et altéré avec ré-
flexion ; le voici tel que je l'ai lu et que je l'ai dicté
à M. le secrétaire : *Précis historique d'une petite vérole
discrète survenue après la vaccination.* Le mot *bénigne*
n'y était pas, et encore moins le superlatif *des plus
bénignes*, expression atténuante que M. *Duméril* n'a
employée que pour faire un rapprochement de cette
petite vérole avec la petite vérole volante.

M. *Duméril* provoque M. *Husson* à faire un rapport auquel celui-ci avait l'air de se refuser. Mais ce
n'était point là du tout la marche que devait prendre
M. *Duméril*, surtout d'après le détail circonstancié
dans lequel je venais d'entrer ; son devoir, comme
secrétaire, était de demander à MM. les commissaires
s'ils avaient quelque chose à opposer à tout ce qu'ils
venaient d'entendre. Quoi ! après avoir tracé avec la
plus grande exactitude, dans mon Précis historique,
le tableau des symptômes précurseurs de cette petite
vérole discrète, après avoir présenté avec la rigueur
la plus scrupuleuse tous les faits qui ne laissent rien
à désirer sur le génie caractéristique de cette maladie, sur son invasion, sur ses progrès, sur les diverses périodes qu'elle a parcourues, en un mot sur
sa terminaison qui a été aussi longue que celle d'une
petite vérole confluente, et dont le résultat a été le
même, puisqu'il en est resté des cavités à la peau ;

enfin après m'être environné de toutes les preuves
les plus éclatantes de la vérité des faits que je viens
d'annoncer. Hé bien ! rien de tout cela n'a été trouvé
digne de l'attention de M. *Duméril* qui, au contraire, a considéré mon Précis historique comme
non avenu ; aussi suis-je fondé à répéter que l'obreption la plus complète a frappé son procès-verbal de
toute nullité pour ce qui me concerne, en ce qu'il
pèche par le fond comme par la forme.

M. *Duméril*, au lieu de suivre cette marche, que
la nature de ses fonctions et la justice même lui im-
posaient, au lieu de faire mention au procès-verbal
des faits principaux énoncés dans mon Précis historique, au lieu d'y citer les témoignages respectables
de plusieurs médecins qui, sans ma participation
et à mon insu, étaient venus voir mon malade,
entr'autres MM. *de Jussieu*, *Léveillé* et *Jacques* ; au
lieu de consulter l'assemblée et de prier M. le président de mettre aux voix le rapport de M. *Husson* et
le mien, ainsi qu'il est d'usage dans toutes les aca-
démies ; enfin, au lieu de remplir les devoirs d'un
secrétaire exact et impartial, M. *Duméril* a fait les
fonctions d'un prolocuteur, même d'un juge en
dernier ressort. Il a osé avancer que MM. *Chaussier*,
Guersent, *Desormeaux* et *Husson* avaient déclaré
unanimement que c'était une petite vérole volante.
Unanimement! lorsque M. *Husson*, étonné de l'invitation, se refusait à faire ce rapport ; d'après cela il
est évident qu'il n'avait pu prendre l'unanimité ;
d'ailleurs il est le seul qui ait suivi mon malade.
Unanimement! d'abord M. *Duméril* comprend dans
cette unanimité deux médecins qui n'avaient point

8

le caractère de commissaires, ils en sont bien dignes l'un et l'autre, mais ni l'un ni l'autre n'avaient été nommés. Mon neveu, M. *Guersent*, n'était pas encore arrivé à l'assemblée lorsque M. le président fit la nomination des commissaires. M. *Duméril* s'est également trompé en plaçant aussi M. *Chaussier* au nombre des commissaires, il a fait confusion. M. *Chaussier* était effectivement venu pour voir mon malade qu'il n'a point vu, mais il était venu lui quatrième du comité de vaccine, comme commissaire de ce comité dont il est président, et non pas comme commissaire de la société, ce qui est fort différent, car ces quatre membres étaient venus comme juges et parties. Ainsi donc, sur ces quatre qui, selon M. *Duméril*, ont prononcé *unanimement*, il faut en rayer deux qui n'avaient pas plus de droit d'être mentionnés au procès-verbal que MM. *de Jussieu*, *Léveillé* et *Jacques*, sur le témoignage desquels M. le secrétaire a observé le silence le plus profond. Mais, dira-t-on, quel peut être le motif de ce silence? Le voici : le premier avait dit que si ce n'était point la petite vérole, il n'en avait jamais vue; le deuxième dit qu'il ne concevait pas comment on pouvait nier que ce fût la petite vérole, et le troisième qu'il en avait une parfaitement semblable, et qu'en effet je suis allé vérifier, ainsi que je l'ai dit plus haut. *Unanimement!* lorsque je venais de récuser à l'instant même le témoignage de M. *Chaussier*, comme n'ayant point vu le malade : ce fait même est resté incontesté. *Unanimement!* lorsqu'immédiatement après le rapport verbal prononcé par M. *Husson*, M. *Duméril* s'adresse à M. *Chaussier* pour lui demander s'il avait quelque chose à dire; à quoi celui-ci ne répondit que par un mouvement de tête négatif. M. *Chaussier* étant du nombre de ceux qui avaient déclaré *unanimement*, suivant M. *Duméril*, que c'était une petite vérole volante : celui-ci n'avait rien à demander de plus à M. *Chaussier*, qui, par son silence improbatif, fit sentir à M. *Duméril* toute son inconséquence.

En voilà, ce me semble, plus qu'il n'en faut pour démontrer que M. *Duméril* s'est érigé en juge suprême qui passe sous silence les faits les plus avérés, et qui donne pour des vérités irréfragables des faits controuvés, faux, et que j'ai démontrés tels. Il prononce son jugement sans le motiver par aucun considérant, il le prononce sans appel, ensuite il le promulgue par la voie du Bulletin de la société.

Bulletin de la société! il faut lire *jugement* de M. le secrétaire inséré dans le Bulletin de la société (n°. ix, pag. 242). Ce bulletin a été inséré dans le nouveau Journal de médecine (cahier de décembre 1818); de là il a été imprimé et placé dans la Gazette de santé (du 21 janvier) avec glose ornée des agrémens du style; de là il a été transmis à la société de médecine d'Evreux, qui, grâces aux soins attentifs de M. *Chaussier*, a eu l'aimable complaisance de l'insérer avec l'article de la Gazette de santé; de là je ne sais où, car c'est à n'en plus finir; *genuit autem genuit.*

Mais heureusement pour moi que MM. *Husson* et *Duméril* sont venus à mon secours pour annuler en leur entier le rapport de l'un et le jugement de l'autre.

A la dernière séance de la société (tenue le 26 août dernier), il s'est élevé une difficulté sur un article du procès-verbal relatif à un mémoire de M. *Josse*, médecin à Amiens. MM. *Duméril* et *Husson* soutinrent la bonne cause, au moins pour la forme (je ne préjuge rien pour le fond, puisqu'il y a deux nouveaux commissaires nommés); ils ont parfaitement développé la régularité de la marche qui avait été suivie à cet égard. « M. *Josse*, dit M. *Duméril*, est venu lire un mémoire à une des assemblées précédentes, et il a été nommé trois commissaires, au nom collectif desquels M. *Marjolin* a fait le rapport, et ce rapport mis aux voix après une mûre délibération de l'assemblée, a été adopté avec ses conclusions, et l'insertion au Bulletin de la société a été prononcée. Voilà, me disais-je *in petto*, la censure la plus forte et la plus juste de la conduite que ces deux médecins ont tenue dans l'histoire de la petite vérole du jeune *Bordereau*. Si je n'eusse craint de jeter un brandon de discorde, j'aurais applaudi à tout ce qu'ils venaient de dire à ce sujet; mais cela m'aurait conduit à leur demander s'ils avaient deux poids et deux mesures.

J'ai fait, il y a trois ans, un rapport au nom collectif de M. *Desgenettes* et au mien, sur un mémoire concernant les fièvres *mali moris*, présenté par un médecin espagnol mort à cette époque; mon rapport a été mis aux voix, il a été adopté avec ses conclusions et insertion au Bulletin. M. *Duméril* s'est borné à faire mention de l'adoption du rapport et de ses conclusions, sans y ajouter un mot de l'extrait dont l'insertion au Bulletin avait été prononcée.

Page 33, ligne 2 : *Mais depuis je me suis assuré.* —
Des médecins, dignes de foi sous tous les rapports,
m'ont assuré que les enfans de M. *Boullay* avaient
eu tous les trois la petite vérole, que l'aîné surtout
en avait été plus affecté que les deux autres, qu'il
avait été deux jours sans voir clair, tant était considérable le gonflement des paupières, enfin qu'il en
portait les cicatrices : voilà des faits positifs de la
réalité desquels tout le monde peut s'assurer. Mais
quelque chose d'aussi certain, et qui confirme la
vérité de ce fait, c'est le témoignage même de
MM. *Husson* et *Salmade* qui, tout en niant que
la petite vérole du jeune *Bordereau* en fût une réelle,
crurent se tirer de ce mauvais pas en nous assurant,
dans la chambre du malade (en présence de cinq à
six témoins), que c'était absolument la même petite
vérole des enfans *Boullay*; or, ayant démontré
clarior luce, que la maladie du jeune *Bordereau*
était une vraie petite vérole, j'ai le droit de conclure,
d'après la propre déclaration de ces deux savans
vaccinateurs, que les jeunes *Boullay* ont eu la vraie
petite vérole comme le jeune *Bordereau*.

Page 94, lig. 4. *Il peut y en avoir cent.* . . Le fait
suivant tend à le prouver.—Il a été présenté à la séance
de la société (le 12 août dernier) un manuscrit in-4°.
fort épais, ayant pour titre : *Mémoire sur la variole
chez les vaccinés,* par M. *Tnsffud*, *docteur en médecine de la Faculté de Paris, médecin à Montbelliard.*

Après la lecture du procès-verbal, de la correspondance imprimée, et de la correspondance manuscrite,
je demandai pourquoi il n'avait pas été fait mention
de ce mémoire. M. *Duméril* me répondit qu'il venait

de le remettre à M. *Husson*. Je demande maintenant
si M. *Duméril* pouvait disposer de ce mémoire sans
avoir consulté l'assemblée, ou au moins son président. Sans doute que M. Husson nous rendra compte
de ce mémoire, il aura eu trois mois pour *travailler*
ce rapport.

CONCLUSION DÉFINITIVE.

QUAND un médecin veut publier un remède nouveau, il faut qu'au préalable il l'ait soumis nombre
d'années au creuset de l'expérience, qu'il se soit
assuré de ses bons effets, qu'il les ait souvent véri-
fiés avec l'attention la plus scrupuleuse, et que ses
succès constans ne l'aveuglent pas au point d'en
vouloir faire une panacée universelle. De même,
quand on veut propager avec un succès certain une
excellente découverte, il faut bien se donner de
garde de la préconiser avec trop de précipitation
comme infaillible ; il faut se donner le temps de
l'examiner, de l'étudier et de l'approfondir sous tous
ses rapports, mais il ne faut point lui accorder au-delà
de ce qu'elle peut tenir, ainsi que certains enthousiastes de la vaccination qui ont prétendu qu'elle gué-
rissait toutes les maladies, même la peste ; et qu'elle
était un préservatif infaillible de la petite vérole. C'est
ainsi qu'en exagérant, on finit par affaiblir ce que
l'on ne peut pas prouver. Quoi qu'il en soit de ces
réflexions, qui ne tendent qu'à réveiller l'attention
des praticiens en faveur de l'amélioration de la vac-

cine ; telle qu'elle est , et en attendant cette amélioration, je suis et serai toujours du parti de ceux qui
l'adoptent.

Comme il m'est démontré que la quatrième partie
du genre humain périssait annuellement de la petite
vérole , autant par des secours mal dirigés, que par
la nature de la maladie même ; comme il m'est également démontré par l'expérience que l'inoculation
a été entièrement abandonnée à raison des accidens
les plus graves auxquels s'exposaient les inoculés ;
comme enfin il est prouvé par une foule de faits ,
que non-seulement il ne périt pas un seul individu
de la petite vérole survenue après la vaccine , et
que toutes ces petites véroles, même les confluentes,
sont bénignes et marquent peu ; je conclus définitivement que la vaccine est le préservatif par excellence de la petite vérole, et le meilleur préservatif
connu jusqu'ici, surtout administré par un homme
sage. Mais je conclus aussi que, cette excellente méthode étant susceptible d'amélioration , les médecins
expérimentés doivent réunir tous leurs efforts pour
lui obtenir le dernier degré de perfectionnement dont
elle a besoin pour être véritablement infaillible.

FIN.

ERRATA.

Page 18, *ligne* 13, éprouvé, *lisez* éprouvée.
    lig. 23, fut, *lis.* fût.
P. 19, *lig.* 13, présenté, *lis.* présentée.
P. 21, *lig.* 20, eut, *lis.* eût.
P. 22, *lig.* 18, plusieurs cicatrices, *lis.* des cicatrices.
    lig. 29, le 4 novembre, *lis.* le 5 novembre.
P. 24, *lig.* 27, exsication, *lis.* exsiccation, et de même
        partout où se trouve ce mot.
P. 33, *lig.* 22, la limite, *lis.* les limites de l'art.
P. 50, *lig.* 1, des mines si abondantes, *lis.* une mine aussi
        abondante.
P. 52, *lig.* 2, maladies, fléau du genre humain : elle
        détruit, *lis.* maladies : fléau du genre
        humain, elle, etc.
    A la fin, substitués, *lis.* substitué.
P. 53, *lig.* 15, ont reconnus, *lis.* ont reconnu.
P. 54, *lig.* 2, Bœrhave, *lis.* Boërhaave.
P. 57, *lig.* 22, recommandé, *lis.* recommandée.
P. 58, *lig.* 21, par la suppuration, *lis.* par suppuration.
P. 60, *lig.* 15, qui suivent ces maladies, *lis.* qui rendent.
Même page et ligne, exhauthématiques, *lis.* exanthéma-
        tiques.
P. 61, *lig.* 8, de les amener, *lis.* de l'amener.
P. 62, *lig.* 26, laisséo, *lis.* laissé.
P. 63, *lig.* 21, abbérations, *lis.* aberrations.
P. 68, *lig.* 4, effacez que.
P. 76, ce'st-à-dire 79, *lig. pénultième*, pour son état,
        lis. pour constater son état.
P. 80, 3e. fait. En 1771, *lis.* en 1781.
P. 87, *lig.* 11, mortifiques, *lis.* morbifiques.
P. 92, *lig.* 28, St.-Maurice sur le bord, *lis.* St.-Mau-
        rice sur Fessard.
P. 93, 3e. *mot du* 1er. *vers latin*, tabisicum, *lisez* :
    tabificam.
P. 64, *à la fin*, prophilactiques, *lis.* prophylactiques.
P. 96, *lig.* 15, sans aucun résultat, *ajoutez* : le vaccin
        a pris la *vingt-unième* fois.
Id. dernière ligne, au plein succès, *lis.* au peu de succès.
P. 99, *lig.* 21, périssent, *lis.* périt.
P. 108, *lig.* 15, petitesse, *lis.* prestesse.
P. 110, *lig.* 7, sans symptômes, *lis.* sans cicatrices.
    Id. à la fin de la page, du 5, *ajoutez* de novembre.

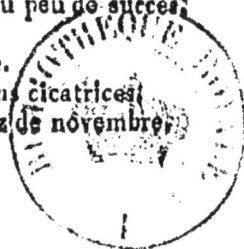

www.ingramcontent.com/pod-product-compliance
Lightning Source LLC
Chambersburg PA
CBHW071201200326
41519CB00018B/5312